HEYNE ‹

D1730372

Patric Heizmann, Jahrgang 1974, weiß aus jahrelanger Erfahrung als Ernährungs- und Fitnessexperte, was Menschen brauchen, die ihr Gewicht im Griff behalten möchten. Mit seiner Bestellerserie *Ich bin dann mal schlank* hat er sich als Deutschlands »Kalorienflüsterer und Diät-Rebell« einen Namen gemacht: Über 2 Millionen Leser und Zuschauer begeisterten sich bereits für seine Bücher und die gleichnamige Bühnenshow. Patric Heizmann lebt in Kirchzarten bei Freiburg.

www.patric-heizmann.de

Patric Heizmann

Essen erlaubt!

WILHELM HEYNE VERLAG
MÜNCHEN

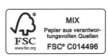

MIX
Papier aus verantwor-
tungsvollen Quellen
FSC® C014496
www.fsc.org

Verlagsgruppe Random House FSC® N001967

4. Auflage
Originalausgabe 11/2015

Copyright © 2015 by Wilhelm Heyne Verlag, München,
in der Verlagsgruppe Random House GmbH
Redaktion: Mathias Taddigs
Lektorat: Birgit Bramlage
Umschlaggestaltung: Designfaktur, Bremen, unter Verwendung
eines Fotos von © Det Kempke
Management Patric Heizmann: Health Media 21 GmbH
Satz: Vornehm Mediengestaltung GmbH, München
Druck und Bindung: GGP Media GmbH, Pößneck
Printed in Germany
ISBN 978-3-453-60376-9
www.heyne.de

Inhaltsübersicht

Einleitung.   7

Meine Jugend zwischen Himmel und Hölle. . . 11

Figurprobleme? Nix für Männer!. 15

Ab wann ist man eigentlich »zu dick«?. 21

Aussehen wie die Topmodels – per Klick. 25

Männer sind anders, Frauen aber auch!. 29

Germany's next Hungerhaken 35

Dicke Kinder – da rollt was auf uns zu!. 41

Diäten – der Zug ins Kaloriennirvana. 49

Immer das Gleiche im Schlaraffenland. 53

Der Darm macht mal dick, mal schick. 57

Die Masse entscheidet über die Massen!. 65

Was essen wir eigentlich?. 71

Superfood? Na super!. 75

Süßstoffe – Gut gegen Böse?. 81

Das Salz in der Suppe. 89

Hilfe, mein Essen will mir was tun!. 95

Wie oft essen wir eigentlich?. 101

Wie geht denn nun »Gesunde Ernährung«?. . . 105

Essen *muss* schmecken!. 113

Wenn unser Organismus brennt!

Essen muss satt machen – und zwar lange! . . . 135

Iss Eiweiß! 147

Ist der Mensch ein Allesfresser?

Aufs Gebiss geschaut. 175

Wann ist man fit? 183

Schwitzen – eine unglaubliche Erfolgsstory . . 199

Wer viel glitzert, muss viel trinken! 203

Funktioniert »Schlank im Schlaf« wirklich? . . 215

Und jetzt? Einfach Essen! 221

Einleitung

*B*evor du anfängst zu lesen, geh dir doch noch schnell ein Bier und eine Tüte Chips holen. Ein Tipp vom Fitnesscoach und Ernährungsexperten deines Vertrauens. Wirklich! Geh zum Kühlschrank, renne zur Vorratskammer, hol dir, was du magst.

Wieder zurück? Dann setz dich hin und … lass die Sachen liegen. Von Aufmachen habe ich ja nichts gesagt! Aber du hast dich bewegt, und damit hat sich die Sache schon gelohnt. Solltest du die Flasche und die Tüte schon unterwegs geöffnet haben, auch nicht schlimm, du bist damit voll im Trend. Denn du ernährst dich damit gerade vegan, das ist momentan wahnsinnig angesagt! Wenn man es genau nimmt, wird Deutschland jeden Samstag um 18:30 zur Heimat der Veganer, wenn nämlich die halbe Nation mit Bier und Chips vor der Sportschau sitzt und sich damit ganz ohne tierische Produkte ernährt. Aber an diesem Beispiel sieht man auch schon, dass man sich jede Form der

Ernährung schönreden oder auch schlechtmachen kann.

Grundsätzlich gilt: Keine Panik! Essen ist erlaubt, es ist sogar ganz einfach, wenn man nicht auf die ganzen Diäten, Ernährungsweisheiten und angeblichen Erfolgsgeschichten anderer hört, sondern einfach ein bisschen auf seinen eigenen Körper. Der weiß nämlich am besten, was er braucht und wie gesunde Ernährung geht. Um ihn zu verstehen, muss man ihn allerdings gut kennen und auch wissen, womit man ihn füttert. Bei beidem soll dieses Buch helfen und gleichzeitig zeigen, dass Essen immer noch Spaß machen darf.

Das hier ist kein Ratgeber! Davon habe ich schon eine Menge geschrieben. Dieses Buch will dich unterhalten. So, wie du mich eventuell schon in meiner Live-Show auf irgendeiner Bühne gesehen hast. Keine trockene Ernährungsberatung, dennoch soll das Buch auch informieren. Ich habe meine persönliche Sicht auf die Dinge aufgeschrieben, eine Zusammenfassung aus 25 Jahren leidenschaftlicher Hingabe für dieses Thema. Du bekommst hier eine Menge Tipps, aber keine bestimmte Strategie. Und schon gar keine Diätempfehlung. Eher Anregungen zum Draufrumkauen. Du musst das aber nicht wörtlich nehmen – klar kannst du dieses Buch wirklich essen, das ist immer noch gesünder als einiges, was es derzeit im Kühlregal zu kaufen gibt. Aber ich verspreche dir, es ist besser, es einfach zu lesen, dann kommst du ganz von selbst darauf, was gut für dich ist.

Der menschliche Körper ist die genialste Konstruktion der Welt. Und das Beeindruckende daran: Er hat sich selbst erschaffen! Unser Körper hat sich selbst aufgebaut aus einer winzigen Zelle. Unvergleichlich! Das ist in etwa so, als würde aus einer kleinen SMS das komplette neueste iPhone entstehen. Und selbst wenn das klappen würde – sobald man das Smartphone fallen lässt, sieht man den nächsten Unterschied, nämlich dass es sich nicht selbst repariert. Ganz anders als der menschliche Körper, der kriegt das hin. Schürfwunden gehen wieder zu, Knochenbrüche wachsen zusammen und Viren werden automatisch bekämpft. Das Antivirenprogramm unseres Körpers ist das Immunsystem, und das braucht Energie. Auch unsere Akkus müssen aufgeladen werden, damit wir fit sind für den Alltag und für den Kampf gegen Krankheiten. Leider verraten uns die Handys nicht, ob es Spaß macht, am Strom zu hängen. Aber beim Menschen ist das Aufladen der Akkus durchaus etwas Angenehmes, das passiert nämlich ganz von selbst, wenn wir essen. Da kommt der Genuss ins Spiel – wenn man ihn lässt. Die wichtigste App des Menschen heißt Appetit.

Eigentlich ist Essen eine ganz einfache Sache: Mund auf, Essen rein, kauen, schlucken, den Rest erledigt die Verdauung vollautomatisch. Das können alle Lebewesen schon seit Ewigkeiten ohne darüber nachzudenken – und genau da kommt eine Besonderheit des Menschen ins Spiel: Mit dem Luxus, sich aus allen möglichen Nahrungsmitteln etwas aussuchen zu können, ist das Problem entstanden, dass man darüber nachdenken muss, was man denn nimmt. Ob es einem schmeckt, ist da noch die geringste aller Abwägungen. Viel wichtiger scheint es inzwischen, ob das, was man da essen möchte, denn gesellschaftlich korrekt ist.

Ich bin Sportler mit Leib und Seele. Das ist mein Tick, meine Leidenschaft. Und damit sage ich auch ganz klar: Du musst das nicht! Um gesund zu sein und zu bleiben, muss man das nicht so intensiv machen wie ich. Ich fahre im übertragenen Sinne sportlich »Formel 1«. Für die meisten reicht Stadtverkehr völlig aus. Aber meine wichtigsten Erkenntnisse aus meinen 25 Jahren Erfahrung mit Sport und Ernährung gebe ich weiter in die »Serienproduktion« und damit zu dir. Ich spreche aus der Praxis, nicht als Theoretiker.

Mein Antrieb, zum Sportler zu werden, liegt weit in der Vergangenheit. Um genauer zu sein: In der kritischsten Phase vieler Menschen … in der Pubertät.

Meine Jugend zwischen
Himmel und Hölle

*E*igentlich müsste mein Heimatort aus lauter Predigern bestehen. Denn wir wissen, dass es Himmel und Hölle gibt. Wir glauben nicht nur daran, wir wissen es. Schon der Name des Ortes verspricht da Erleuchtung: Kirchzarten! Das liegt im Hochschwarzwald, und zwar genau da, wo das Himmelreich ins Höllental übergeht. Im Ernst, das heißt wirklich so. Das kann man nicht erfinden. Und das Beste ist: Das Ganze liegt am Titisee, dem zweitlustigsten See der Welt, direkt nach dem Titicacasee, der bleibt unschlagbar.

Nicht weit weg ist auch das Glottertal, das kennen einige vielleicht noch von der Schwarzwaldklinik. Und genau die beweist übrigens, dass man dem Fernsehen nicht alles glauben darf. Im Schwarzwald wird man nicht krank! Die Klinik, in der die Serie gedreht wurde, ist inzwischen eine Reha-Klinik, sonst wäre die längst pleite. Das heißt, es müssen extra kranke Leute in den Schwarzwald gebracht werden, um sich da zu erholen, weil die Einheimischen zu fit sind! Na ja, sagen wir mal die meisten. Ich war es erst mal nicht. Mein Sportsgeist wurde erst in meiner Jugend geweckt. So langsam kam das Alter, in dem Mädchen nicht nur zum Ärgern da waren.

Ich verliebte mich in Ulrike. Die war in der Schule eine Klasse unter mir. Gott, war ich hormongeflutet. Und sie? Sie stand eher auf sportliche Typen. Und genau die schoben mich als damaligen Sportverweigerer problemlos mit einem kleinen Finger aus dem Weg zum pubertären Glück. Ich ernährte mich ungesund und war optisch nicht unbedingt athletisch ... eher kuschelig – mit dem Nachteil, dass weder Ulrike noch andere Mädchen wirklich mit mir kuscheln wollten. Denn die wollten lieber Typen, die so aussahen wie die Helden aus dem Kino. Und das waren früher keine blassen Vampire, die aussehen wie tapezierte Knochen. Oder gelackte Milliardäre, die Studentinnen im Schlafzimmer auspeitschen.

Damals waren das durchtrainierte Typen: Arnold Schwarzenegger, Jean-Claude van Damme, Sylvester Stallone. Davon war ich meilenweit entfernt. Das bekam ich bei jeder Sportstunde zu spüren. Wenn es nämlich darum ging, Mannschaften zu wählen, war ich grundsätzlich der, der bis zuletzt übrig blieb, weil mich Sportlegastheniker keiner haben wollte. Irgendwann habe ich kapiert: Ich musste fitter werden. Und mir irgendwie eine bessere Figur schnitzen. Also habe ich alles probiert: Handball, Karate, Volleyball, Turnen, Basketball, Judo, Tischtennis, Leichtathletik, Geräteturnen, ich hab sogar mal Ballett mitgemacht. Aber nur, weil die Ulrike da war. Überall war ich nur kurz dabei. Wo bin ich am Ende gelandet? In einem Keller. Denn da versteckte sich bei uns in Kirchzarten das einzige Fitnessstudio. Und ich weiß noch, wie der erste Besuch war, als ich die Treppe runtergegangen bin: Da hat es so nach Schweiß gestunken, dass mir meine Augen brannten und es auf der Haut juckte. Aber ich bin eingetaucht in diese Welt des Muskelsports.

Nach ersten verlorenen Duellen mit Hantelstangen und Gewichten wurde mir auch recht schnell klar, dass ich mit meiner bisherigen Ernährungsweise nicht sehr weit kommen würde. Also fing ich an, mich intensiv mit dem zu beschäftigen, was wir da eigentlich jeden Tag in uns reinschaufeln. Meine bisherige Nahrung war leider nicht wirklich förderlich für meine Fitness.

Da hätte man auch vorher drauf kommen können – Cola und Fastfood stehen nicht gerade auf der Dopingliste. Und ich war Cola-Junkie! Auch im Schwarzwald gibt es zwischen meterhohen Tannen und majestätischen Bergen hier und da eine McDonald's-Filiale. Das ist ja auch nicht schlimm, man sollte halt nur nicht so oft hingehen, wie ich damals. Na gut, zu Hause habe ich es auch nicht viel besser gemacht, die Cola gab es literweise und da landete zwischen den Brötchenhälften kein Fleisch, sondern ein Snickers. Vielleicht hätte ich mit meiner Erfindung des Snickers-Brötchens eine weltweite Restaurantkette aufmachen können, dann wäre ich jetzt sehr reich. Und wahrscheinlich auch sehr dick!

Im Zuge meines Fitnessprogramms habe ich die Cola-, Burger- und Snickers-Dosis drastisch reduziert, dafür gesundes Essen hochgeschraubt. Nicht auf einmal, das klappt eigentlich nie, sondern ganz langsam, nach und nach. Schnell habe ich gemerkt, wie gut mir das getan hat und wie viel leichter mir das Training fiel. Und innerhalb kurzer Zeit änderte sich mein Leben: Ich wurde in Mannschaften nicht mehr als letzter gewählt, sondern als erster.

Ich bin drangeblieben am Kraftsport. Weil er mir geholfen hat, mich zu finden. Ulrike fand mich dann auch gut. Wir heirateten, haben sieben Kinder und bauten die erfolgreichste Fitness-Studiokette in Europa auf. Totaler Quatsch. Das ist ja hier kein Hollywoodfilm. Aber ich war fast 4 Jahre mit ihr zusammen. Und ich bin ihr dankbar, dass sie mich, ohne es zu wissen, motiviert hat, mein Leben umzukrempeln. Mal schauen, ob ich auch für dich die Ulrike sein kann?

Figurprobleme? Nix für Männer!

*W*ir Jungs gehen mit dem Thema »Figur« irgendwie anders um. Ich habe noch nie einen Mann zum anderen sagen gehört: »Du hast aber einen tollen, flachen Bauch. Und dieser knackige Hintern …«. Das geschieht eventuell noch in Köln, der Stadt, in der sich auch Männer schminken. Aber im Main-Taunus-Kreis, im tiefen Hunsrück oder im Fichtelgebirge? Wohl eher nicht.

Männer messen ihren Status nicht an der zierlichsten Figur, sondern doch eher am dicksten Auto, dem größten Haus, der teuersten Uhr. Ganz harte Fälle sind ja überzeugt: »Drei Bypässe sind keine Krankheit, sondern ein Leistungsnachweis!« Und Männer haben auch keine Belastungs-Depression, sondern ein Burnout.

Das klingt nach vorausgegangener, harter, aufopferungsvoller Arbeit. Denn um ausgebrannt zu sein, musst du vorher schon mal richtig gebrannt haben.

Figurtechnisch sind Männer doch eher Realisten: Wenn ein Mann sich zu dick fühlt, geht er in die Sauna, setzt sich dort neben einen dickeren und denkt »Passt bei mir doch noch!«. Seine Welt ist wieder in Ordnung, und das wird danach mit einem Weizenbier gefeiert.

Gegenseitig was abgucken

Wenn beide Geschlechter nur ein wenig voneinander lernen könnten, würde das sicherlich spürbar entspannen. Mein Vorschlag: Männer, schaut den nackten Tatsachen mal ins Auge. Also splitterfasernackt vor den Ganzkörperspiegel stellen, alles anspannen, hochspringen und beim Aufkommen genau hinsehen. Wackelt da was? Primäre Geschlechtsmerkmale mal außen vor gelassen. Bleiben Fettpolster unkontrolliert in Bewegung? Auch dann noch, nachdem ihr die Klamotten wieder angezogen habt? Dann lautet mein Vorschlag: alles, was von alleine tanzt, muss weg! Denn ansonsten besteht die Gefahr, dass ihr irgendwann unter dem »Schneewittchenkomplex« leidet. Damit meine ich den Blick nach unten mit der Erkenntnis »Dort hinterm Berg, da wohnt ein Zwerg«.

Und die Frauen? Schaut euch mal in der Nachbarschaft um. Keine Models mit Topfiguren? Mit künstlich vergrößerten Augen, geglättetem Hautbild, stundenlang aufgepimpter Haarpracht? Entspannt euch und konzentriert euch auf die Stärken, auf die es wirklich ankommt und euren Liebsten wichtig sind: Nächstenliebe, Familiensinn, Ehrlichkeit, Treue, Geradlinigkeit, Humor, um nur ein paar zu nennen. Wer sich ganz bewusst von diesem mediengemachten Idealbild distanziert, sorgt für ein wachsendes, entspanntes Verhältnis zur eigenen Figur. Und genau das könnte plötzlich Kilos purzeln lassen, ganz nebenbei. Weil wir ruhiger an die Sache rangehen, nicht mehr unsäglichen Diäten hinterher jagen. Letztendlich geht es um die inneren Werte: Leberwerte, Blutwerte ... und einen guten Charakter. Und der passt schließlich in jede Kleidergröße.

Natürlich kann es einigen helfen, sich nicht nur an Nachbarn zu orientieren, sondern auch an gewissen Zahlen, Daten, Fakten. Dringend unterlassen sollte man(n) und frau aber den täglichen Gang zum modernen Beichtstuhl – der Waage, der sich sicherlich einige vorher mit einem Stoßgebet Richtung Himmel nähern: »Lieber Gott. Mach bitte, dass sich gestern Abend die heiße Pizza und das kalte Eis gegenseitig neutralisiert haben.« Doch meistens gibt es keine Hilfe aus dem Himmel, sondern die Erkenntnis auf dem nackten

Boden der Tatsachen: ein paar Gramm mehr als gestern auf dem Display des Grauens und die Laune geht flöten.

Die Waage macht erheblich mehr schlechte als gute Laune – und genau das nagt am Selbstwertgefühl! Meistens steht die Waage im Bad. Wo auch der Badezimmerspiegel hängt und für den Figurcheck herhalten muss.

Auch hier sind Männer anders drauf: Selbst wenn sich Männer nackt vor den Spiegel stellen und der sich schon angewidert wegdreht, schieben sie trotzdem die Schuld auf das ungünstige Licht.

Oder sie lösen das Problem handwerklich – sie hängen den Spiegel dann einfach quer ins Badezimmer.

Frauen haben ein besonders Verhältnis zu ihrem Spiegel, eine wahre Hassliebe. Auch wenn es dem Spiegel manchmal auf den Lippen brennt, würde er auf die Frage »Spieglein, Spieglein an der Wand, wer ist die Schönste im ganzen Land« niemals sagen »Geh mal beiseite, ich kann nichts sehen!«. Frauen können nicht mit ihm, ohne ihn aber erst recht nicht. Denn irgendeinen Makel finden sie an sich immer und suchen die Schuld erst mal bei sich selbst. Eine Frau kann noch so schlank sein, irgendeine Körperstelle findet sie immer, die sie zu dick findet, und seien es die Ohrläppchen (die ja gar nicht abnehmen können, selbst wenn alles um sie herum zerfällt).

Waage *und* Spiegel im Bad … bei manchen gewinnt da der Satz »Ich gehe ins Bad und mach mich fertig« eine ganz neue Bedeutung.

Ab wann ist man eigentlich »zu dick«?

Für mich gibt es keine dicken Menschen. Es gibt
gemütliche oder flauschige Menschen. Die Wissen-
schaft sieht das leider anders. Sie möchte genau
analysieren und vergleichen. Und das mit unterschiedlich erfolgreichen Konzepten.

Eine gewöhnliche Waage ist dumm. Sie zeigt
nur das Gewicht an. Muskeln? Fett? Gleichgültig. Sie ist sozusagen die »kleine Schwester« des
Body-Mass-Index, der ja ebenfalls nur eine sehr
grobe Orientierung ist, aber ebenfalls den Fett-
Muskel-Quotienten nicht berücksichtigt. Bio-Im-
pedanz-Analyse-Waagen dagegen sind da schon
aussagekräftiger: Sie messen den elektrischen
Widerstand des Körpers, und hieraus kann der
prozentuale Körperfettanteil abgeleitet werden, zumindest grob. Aber hier können sich auch
eine Menge Fehler einschleichen: Der aktuelle

Flüssigkeitshaushalt kann zu deutlichen Abweichungen führen, genau wie auch das Modell der Waage: Manche messen nur über den Unterkörper oder nur über den Oberkörper, die Streber-Waagen machen beides.

Und wer weiß, welchen Einfluss der Mond beziehungsweise die Gezeiten auf den Wasserhaushalt im Körper haben? Ok, das kann sicher vernachlässig werden. Doch die »Gezeiten« bei Frauen, sprich der Zyklus, hat wiederum sehr wohl einen Einfluss: So sollte immer am gleichen Tag des Zyklus gemessen werden. Der Körperfettanteil sollte sich unterhalb eines Gorgonzolas befinden, aber über dem eines Magerquarks, irgendwo im Bereich eines Hüttenkäses. Konkret heißt das bei zirka 20 Prozent.

Ganz ohne Waage geht es auch. Dafür muss ein Maßband herhalten. Wenn dir die Gesundheit wichtig ist, ist der Bauchumfang aussagekräftiger als das Wiegen. Denn bei Frauen sollte der Umfang auf Bauchnabelhöhe nicht größer sein als 80 cm. Männer sollten unbedingt ein uHu bleiben. Also ein »unter Hundert« Zentimeter. Besser noch: Weniger als 94 cm. Denn: Liegt Mann oder Frau über dem jeweiligen Wert, steigt die Gefahr der typischen Zivilisationskrankheiten. Allerdings wird die Körpergröße dabei nicht berücksichtigt, was das Bild etwas verzerren könnte: Wenn du als Mann nur 160 cm hoch bist, siehst Du wahrscheinlich auch mit 90 cm Bauchumfang aus wie eine Hüpfburg.

Die alte Jeans, in der du dich früher wohlgefühlt hast, kann eine sehr gute Motivation sein. Vielleicht liegt sie noch ganz hinten in deinem Schrank? Nimm dir mal ein paar Minuten und reise zurück in die Zeit, als du diese regelmäßig anhattest: Was hast du da alles Tolles erlebt? Mit wem warst du zusammen? Der Wunsch in diese Jeans wieder reinschlüpfen zu können, kann möglicherweise ein sogenannter »kinästhetischer Anker« dafür sein, diese Zeit wieder herbeizuwünschen, gute Gefühle nochmals zu erleben. Das kann sehr gut funktionieren. Und deinen Schweinehund zähmen – der will nämlich auch nur ein glückliches Frauchen beziehungsweise Herrchen. Natürlich sollte das realistisch bleiben: Die Zeit mit 17 war bestimmt cool und aufregend. Aber in diese Jeans kommen wohl nur wenige wieder rein …

Die Umkleidekabine in den Kaufhäusern ist wohl der gefährlichste Ort, seine Figur mal etwas genauer zu betrachten. Wegen dieser unmöglichen Deckenbeleuchtung, die jede winzige Delle aussehen lässt wie einen Metoriteneinschlag. Ich frage mich: Sind die denn nicht in der Lage, die Kunden gerade an diesem Ort in ein »gutes Licht« zu stellen? Wohl nicht. Ich habe da schon Frauen kreidebleich mit Tränen in den Augen rauslaufen sehen.

Eine gute Möglichkeit festzustellen, ob man zu viel Körpermasse mit sich herumträgt, ist der »Waist/ Height-Ratio«. Auf Deutsch: der Taillen-Höhen-Quotient. Du brauchst dazu deinen Bauchumfang auf Nabelhöhe. Und den teilst du durch deine Körpergröße in Zentimeter. Wenn du deine Höhe nicht mehr genau weißt, schau in deinen Personalausweis. Das steht sie drin. Ein Beispiel: 75 cm Bauchumfang bei einer Größe von 167 cm ergibt knapp 0,45 (also 75:167 = 0,45). Wenn du älter als Jopi Heesters werden willst, dann sollte der Wert irgendwo zwischen 0,4 und 0,5 liegen. Je weiter Richtung 0,4, desto konkurrenzfähiger wirst du. Je weiter du in Richtung 0,6 und drüber gehst, tust du zwar nichts für dich, aber für das Allgemeinwohl. Jenseits davon steigt das Risiko für Herz-Kreislauf-Erkrankungen stetig an. Damit entlastest du zwar sozialverträglich und staatsfreundlich die Rentenkasse, allerdings brauchst du dir über Altersvorsorge dann vermutlich keine Sorgen mehr zu machen.

»Ich wollte bis zum Sommer
10 Kilo abnehmen.«
»Wie viel musst du noch?«
»Nur noch 13!«

Aussehen wie die Topmodels – per Klick

*V*iele Menschen gehen Diäten mit ganz falschen Zielen an. Anstatt sich vorzunehmen, innerhalb von zwei Wochen so auszusehen wie Gisele Bündchen oder Cristiano Ronaldo, sollte man sich realistische Ziele setzen, kleine Schritte auf dem Weg zur eigenen Zufriedenheit. Das Max-Planck-Institut bietet im Internet einen sogenannten »Body Visualiser« an, da kann man im stillen Kämmerlein, ohne dass jemand zuguckt, sich mal anschauen, wie der eigene Körper denn wirklich aussieht und wie er aussehen könnte. Das hat mit den Bildern der Modezeitschriften wenig zu tun – und das ist auch gut so!

Denn ob in einem flachen Bauch ein Magen gerade knurrt oder nicht, das sieht man dem Foto nicht an. Genauso wenig, ob das Model da gerade seit 20 Sekunden die Luft anhält oder nicht. Die mit Abstand erfolgreichste Diät machen Fotomodels übrigens nicht vor einem Fotoshooting, sondern danach: Die Photoshop-Diät. Da wird am Computer in fünf Minuten mehr Fett abgesaugt, als in einer Schönheitsklinik in einer ganzen Woche! Ist das nicht beruhigend, dass nicht mal die Models so aussehen wie sie angeblich aussehen. Warum sollten sich also normale Frauen quälen und einem Idealbild entsprechen wollen, das nur in der menschlichen Phantasie existiert?

So hart das für manchen sein mag – wer ein realistisches Bild von seinen Möglichkeiten haben möchte, sollte sich die nähere Verwandtschaft ansehen. Unser Genpool ist nicht zu verleugnen, und wenn die Eltern klein und dicklich sind, ist es tatsächlich eher unwahrscheinlich, dass die Kinder groß und dünn werden. Und wenn die Eltern mit zunehmendem Alter an bestimmten Stellen zunehmen, ist es wahrscheinlich, dass auch die Nachfahren eine Tendenz dazu haben. Dem kann man mit Sport- und Ernährungsprogrammen entgegenwirken, völlig verhindern kann man diese Entwicklungen trotzdem meistens nicht. Wer das im Hinterkopf hat, kann das Essen viel entspannter angehen. Man muss sich seinem figürlichen Schicksal nicht ergeben, aber man muss auch keine Kämpfe führen, die rein familienhistorisch wenig Aussicht auf Erfolg haben.

Männer sind anders, Frauen aber auch!

*W*ir tragen seit Millionen Jahren die Genetik im evolutionären Handgepäck mit uns herum. So auch die typische Fettverteilung bei Mann und Frau. Zumindest können wir grob festhalten: unter den Männern gibt es eher das Model »Storch«: dünne Beinchen, dickes Bäuchlein, eher bekannt als »Apfeltyp«. Und die Evolution hat sich dabei was gedacht: Männer waren die Jäger. Sie mussten weite Strecken laufen und im Notfall auch mal Vollgas geben. Das angedickte Feinkostbäuchlein hopste beim schnell Laufen ein bisschen hin und her, störte aber nicht empfindlich.

Dicke Beinchen dagegen hätten die Körperstatik beim Rennen so ungünstig verändert, dass er auf der Flucht vor dem Säbelzahntiger sicher die einfachere Beute war. Zumal speckige Beinchen auch aus Sicht des hungrigen Kätzchens sicherlich verlockender aussahen, als ein kugelrunder Bauch, der von hinten oft gar nicht zu sehen war. Und auf der Flucht ging es ja nicht darum, unbedingt schneller als das hungrige Tier zu sein. Der Flüchtende musste nur ein bisschen schneller sein als ein anderer Mitläufer. Gut, wenn der dann Bremsbacken an der Bein-Innenseite hatte. Die wurden dann eher gefrühstückt und sind wohl ausgestorben.

Frauen nahmen natürlich auch an der Nahrungsbeschaffung teil. Sie jagten aber eher Früchte, Wurzeln, Nüsse und Pilze. Da Pilze auch früher nicht wegrennen konnten, sondern nur blöd herumstanden, waren sie einfacher zu bekommen. Also verbrachten Frauen viel Zeit in der Hockposition, um Pilze abzuernten.

Die erfolgreichste Diät der Topmodels: Photoshop!

Da wäre ein kugelrunder Bauch ständig im Weg gewesen und ein knochiger Hintern beim Fersensitz auf Dauer sehr unbequem geworden. Die Evolution entschied sich wohl daher aus praktischen Gründen für die Einlagerung von überschüssigen Kalorien im unteren Körperbereich – so entwickelte sich der eher weibliche »Birnentyp«. Der große Popo diente somit als bequeme Sitzfläche. Ein dicker Bauch wäre zudem beim Stillen der Kinder ständig im Weg.

Der moderne emanzipierte Alltag der Homo-Sapiens-Frau ist bei der Fettverteilung noch nicht ganz angekommen – das kann noch ein bisschen dauern. Die amerikanische Trash-Ikone Kim Kardashian hat von Natur aus einen eher steinzeitlichen Hintern im Vergleich zu den Size-Zero-Popöchen mancher Hollywood-Hungerhaken. Deshalb hat sie aus dieser naturgegebenen Not eine Tugend gemacht und ihren Hintern fortan zum Kult erklärt. Angeblich ist er mittlerweile für stolze 15 Millionen Dollar versichert. Und das ist noch vergleichsweise wenig: Jennifer Lopez hat ihre vier Buchstaben für 20 Millionen versichert. Ich frage mich nur: Wogegen eigentlich? Gegen Diebstahl? Man stelle sich das Gesicht von Kanye West vor, wenn er morgens feststellt, dass in der Nacht jemand seiner Frau den Hintern geklaut hat.

Die Kurven vom Kim Kardashian, Beyoncé Knowles oder Jennifer Lopez sind jedenfalls ein guter und gesunder Gegentrend zu den wandelnden Knochenmobiles der Topmodel-Generation. Endlich muss nicht mehr jedes Gramm Fett weggehungert werden, sondern darf da bleiben, wo es die Natur vorgesehen hat. Natürlich nur, wenn es eben tatsächlich natürlich ist. Selbstverständlich hat sich die Schönheitsindustrie schnell auf den kurvigen Trend eingestellt und bietet Aufpolsterungen des Hinterteils an. Ab 6.000 Euro kann man sich zum Beispiel Fett aus dem Bauch in den Hintern spritzen lassen. Wer es noch künstlicher mag, kann sich auch Silikonkissen einsetzen lassen. Da ist die Schönheit dann echt »im Arsch«, und die Patientinnen finden es auch noch gut.

Aber riskieren wir doch mal einen Blick auf den männlichen Hintern. Schauen Frauen gerne auf einen knackigen Männer-Popo? Sicher die meisten. Und das ist sogar genetisch verankert: unsere Vorfahren kamen nur zu Fuß von der Höhle zum Futter und zurück. Und die Vortriebsmuskeln beim Laufen sind die beiden großen Popo-Muskeln, links und rechts. Sozusagen ein »Zwei-Zylinder-Heckantrieb«. Und je ausgeprägter dieser beim Mann war, desto größer die Chance, dass dieser schneller beim Futter war und dass er die erbeuteten Kalorien am schnellsten in die Höhle bringen konnte. Ja, früher ging es ausschließlich um die Kalorien. Es war die »Währung der Steinzeit«. Heute sitzen viele Männer mit ihren untrainierten, flachen Popos in den PS-stärksten Autos. Liebe Damen: Wir Männer können nichts dafür! Wir sind genetisch vorbelastet, wenn es um die Liebe zu PS-Schleudern geht.

Wenn in jüngeren Jahren der Popomuskel noch in Form ist, schaut er rundlich aus. Selbst wenn sich über die Jahre zu den Muskeln noch das Fett gesellt. Die überschüssigen Schokokekse, Milchbrötchen und Kindermilch-Riegel müssen ja irgendwo geparkt werden. Wenn aber das Bewegungspensum mit Oma und Opa zusammen altert, bauen die Muckis ab. Die Folge: Das über Jahre darüber liegende Fett hängt dann mehr an der Hinterkante herunter. Das wirkt dann groß und flach. Und: weniger

Popomuskeln heißt auch weniger Gesamtkalorienverbrauch. Jeder Kuchen und gezuckerte Kaffee bastelt neue Fettzellen, die dann einfach keine Chance mehr gegen die Erdanziehungskraft haben.

Für dieses Problem gibt es eine ganz simple Lösung: Wer tiefe(!) Kniebeugen oder Ausfallschritte macht, bastelt aus einem Wackelpudding-Popo wieder einen Felsen. Davon bekommst du einen so knackigen Hintern, dass du mit ihm bald eine Münze vom Boden aufheben kannst. Erst wenn wir tot sind wird der Po wieder unter der Erde in der Kiste plattgedrückt. Aber dann sieht ihn ja auch keiner mehr.

Punktuelles Abnehmen

Frauen trainieren gerne Bauch, Beine, Po, um dort gezielt abzunehmen. Männer machen hingegen unzählige Situps mit dem Ziel, aus dem Fass Bier im Frontbereich ein Sixpack zu zimmern. Blöd aber auch, dass ungefähr 30 000 Situps gemacht werden müssen, um zirka 1 Kilogramm Fett wegzubrennen. Noch blöder, dass man dafür zirka 8 Stunden ohne Pause dafür benötigt. Und am blödesten ist, wenn man dann zwischendurch auch noch Hunger bekommt und gerade wegtrainierte Kalorien wieder reinschaufelt. Dann ist die ganze Quälerei umsonst gewesen. Aber es gibt auch eine gute

Nachricht für alle Männer: Den Waschbrettbauch habt ihr alle schon – da liegt halt nur ein bisschen Wäsche drauf! Diese Wäsche könnt ihr leider nicht gezielt »waschen«, egal mit welcher Bauchübung. Und Frauen können auch nicht nur an den Beinen abnehmen. Denn: die punktuelle Fettreduktion gibt es nicht! Das weiß im Prinzip jeder: Wo nehmen wir am ehesten ab, wenn wir Diät machen? Im Gesicht, richtig? Machen wir Gesichtsgymnastik? Vom Kaugummikauen verschwindet ein Doppelkinn schließlich auch nicht.

Wer seine Getreidesilos an Bauch und Beinen leeren möchte, braucht erstens eine konsequente Ernährungsumstellung, die großen Spaß macht, also unbedingt schmecken und satt machen muss. Und zweitens Muskelübungen, die möglichst viele Muskeln zeitgleich ansprechen. Dazu später mehr.

Vielleicht hast du aber nur ein bisschen Bauchspeck oder Hüftgold? Einfach ein paar Kilos zu viel, die dich nur ein klein bisschen stören? Dann bleibe locker: jede Birne findet einen Apfel.

Germany's next Hungerhaken

Ich freue mich über Lob und Komplimente. Du doch sicherlich auch, oder? Der Wunsch nach Anerkennung ist tief in unserer Genetik verwurzelt. Denn Anerkennung bedeutete Hunderttausende von Jahren lang die Sicherheit, innerhalb der eigenen Sippe akzeptiert zu werden. Man gehörte dazu. Somit setzte sich der eine für den anderen ein. Ein Ausstoß aus der Sippe wäre potentiell tödlich gewesen, denn alleine war der Überlebenskampf hart. Wer will sich schon alleine mit Mutter Natur anlegen?

Frauen in der Medienhölle

Auch wenn heute unsere sozialen Sicherungssysteme einen Einzelkämpfer auffangen würden – wir sind durstig nach Anerkennung. Selbstverständlich gibt es unzählige Möglichkeiten, Anerkennung zu bekommen. Insbesondere Frauen wird aber medial vorgelebt, wie wichtig das optische Erscheinungsbild ist und wie es aussehen soll. Der Erfolgsdruck ist enorm: Die Medien diktieren uns den »idealen« Körperbau. Die Seiten der Hochglanzmagazine sind voll mit Frauen, die so dünn sind, dass fünf Teelichter ausreichen, um sie zu röntgen. Was wir aber nicht sehen: Viele dieser teuer bezahlten Kleiderständer ernähren sich von in Orangensaft getränkten Wattebällchen und strampeln täglich stundenlang auf dem Stepper. Nur um diese Illusion vom perfekten Körper zu verkaufen!

Ebenfalls grenzwertig, wenn dann noch eine der Sendungen im TV läuft, bei der Germany's next Laufsteghautständer gewählt wird. Ich frage mich: Welche Werte werden da unseren pubertierenden Töchtern vermittelt, die sich so eine Zurschaustellung ansehen und sich damit unterhalten und unten-halten lassen? Liebe Mütter, wenn ihr Töchter habt, die sich das ansehen: Sprecht mit ihnen über diesen Wahnwitz, diese Illusionen. Es ist gerade in dieser kritischen Phase eines pubertierenden Mädchens enorm wichtig, Selbstsicherheit mit ihrem Körper zu entwickeln, den sie gerade entdecken. Hier geht es um ein gesundes Selbstbild.

Diät-Blockbuster aus Hollywood

Ich liebe Kino! Das ist für mich wie ein Eintauchen in eine andere Welt. Die Stars bringen in der Regel die Story des Films emotional rüber. Das wirkt echt. Wir himmeln sie dafür an. Den einen mehr, die anderen weniger. Das macht sie für viele auch glaubwürdig. Deshalb erlebe ich auch

Liebe ist, wenn man sich mit 80 noch gegenseitig Klapse auf den Hintern gibt. Egal, wo der dann hängt.

ein Wechselbad der Gefühle, wenn ich mal beim Friseur durch Frauen-Boulevard-Blättchen schaue und dort wieder eine neue Super-Diät entdecke, die anscheinend das Fett von den Rippen ziehen soll, wie eine nasse Tapete von der Wand. Lady Gaga und andere Superstars machen die angeblich auch und stolzieren auf dünnen, anscheinend cellulitefreien Beinen und mit überdimensionierten Sonnenbrillen durch Beverly Hills. Und ich bin sicher: Irgendwann kippen diese viel zu dünnen Mädels mit ihren viel zu großen Sonnenbrillen einfach nach vorne um.

Ich muss auf der einen Seite über diese Diät-Artikel schmunzeln, weil ich genau weiß, welcher Blödsinn dahintersteckt. Auf der anderen Seite macht es mich nachdenklich, traurig, weil wieder viele Frauen diese »Ideale« zum Vorbild nehmen und versuchen, sich diszipliniert daran zu halten.

Bis sie frustriert abbrechen und sich die Frage stellen: »Was hat die, das ich nicht habe?«.

Die Antwort kann ich dir sagen: Millionen! Die investieren eine Menge Geld, um eine Armada an Stylisten, Friseuren, Köchen, Nannys, Einkaufshilfen, Haushälterinnen, Gärtnern, Fahrern, Personal Trainern und sogar Modeberatern zu buchen, die schicke Klamotten nach Hause in die Villa tragen, damit die Stars diese sündhaft teuren Kleider bei einem Gläschen Hugo in aller Ruhe anprobieren können. Die Stars haben einen starken emotionalen Antrieb, ihre Körper passend zur aktuellen Mode zu halten, notfalls auch mit Hilfe eines diskreten Schönheitschirurgen! Denn sie müssen vermarktbar sein, auf dem roten Teppich glänzen können, wo sie von unzähligen Paparazzi fotografiert werden. Um dann genau das Blättchen zu zieren, dass auch die Diät dieser Stars vorstellt. Wer da nicht stattfindet, bei dem bleiben ganz schnell die Aufträge und damit das Geld aus. Wie hoch wäre wohl deine Motivation, wenn du ständig im Rampenlicht stehen würdest und enorme Gagen auf dein Konto wandern würden, weil du eine Rolle bekommst, für die du mal 10 bis 15 Kilogramm abspecken müsstest?

Daher bewundere ich jede voll berufstätige Frau beziehungsweise Hausfrau, die sich

Alle Männer haben einen Waschbrettbauch. Bei den meisten liegt da nur zu viel Wäsche drauf.

»nebenberuflich« noch voll für ihre Familie hingibt und dennoch Zeit für ihre Gesundheit beziehungsweise Sport findet. Im besten Fall aber ohne den (meist unbewussten) Erfolgsdruck, sich diesen gemachten »Idealen« annähern zu müssen, um mithalten zu können. Denn das wäre ein unfairer Kampf! Wer sein möglicherweise *verrücktes* Idealbild überdenkt, bringt ein wenig Ruhe rein. Und jagt keiner knallharten Diät hinterher. Ganz ohne Stress nimmt er dann plötzlich ab.

Dicke Kinder – da rollt was auf uns zu!

Nach vielen Jahren Abstinenz war ich mal wieder da. Im Kirchzartner Freibad, wo ich als Jugendlicher mit meinen Freunden maximale Wasserverdrängung vom Dreimeter-Brett geübt habe. Eigentlich wollte ich nur die Sonne genießen und in Erinnerungen schwelgen. Doch mir fiel auf, dass sich die Körperproportionen in den letzten 25 Jahren enorm verändert haben.

Mir gegenüber saß ein angedicktes Kind. Es war nass, weil es gerade aus dem Wasser kam. Dort hatte es offensichtlich großen Spaß mit seinem ebenfalls flauschigen Kumpel. Sie witzelten herum. Herrlich, gut gelaunte Kinder zu sehen. Doch die Mutter schien sich zu sorgen, dass die kleinen Racker nach dem Wasserbad kurz vor dem Hungertod stehen könnten, und sie packte aus: den fertigen Nudelsalat aus dem Plastikbecher mit Aufreißdeckel. Hinzu kam eine Zwei-Liter-Colaflasche sowie eine Tüte Fruchtgummis. Sie hatte den Ansatz mit »viel buntes Obst essen«

wohl missverstanden. Und zum Nachtisch gab es die gesunde Kindermilch in Form von Milchschnitte. Die zwei Freunde hauten kräftig rein.

Die Fütterung der Beiden blieb keine Ausnahme. Im Laufe der nächsten Stunden konnte ich überall beobachten, dass wohl heutzutage Essen die Hauptrolle im Freibad spielt und die Kinder regelrecht gemästet werden. Gut für die Betreiber des Bades, denn so braucht man bei gleich vielen Besuchern viel weniger Wasser, um das Becken voll zu kriegen. Früher war doch alles anders! Dass ich nun als 41-Jähriger den ausgelutschten Spruch reanimiere, zeigt, dass ich eine Generation weitergerutscht bin – aber ich habe ehrbare Absichten. Denn ich will zumindest einige Menschen zum Hinterfragen ihrer Essensgewohnheiten motivieren: Müssen Kinder – und natürlich auch Erwachsene – Dauer-Kauer sein? Und wenn der Unterzucker den Verstand kurzfristig benebelt, ist es denn wirklich eine Herausforderung für Eltern, den Kleinen was Vernünftiges wie Vollkornknäckebrot, vorgeschnittenes Obst, Gemüsesticks

Frauenzeitschrift

Seite 1 – 20:
Bikinifotos der Promis und Modefotos mit Models.

Seite 21 – 30:
Akzeptiere dich so, wie du bist.

Seite 31 – 40:
Die neue Superdiät!
12 Kilos runter in 4 Wochen.

Seite 41 – 50:
Leckere Tortenrezepte.

mit einem Kräuterdip und, wenn es unbedingt zuckersüß sein muss, zumindest vitalstoffreiches Trockenobst einzupacken?

Wenn die wilde Futterei nur auf das Schwimmbad beschränkt wäre, würde ich das noch für relativ unproblematisch halten. Aber zu Hause geht das Abfüllen bei vielen in die zweite Runde. Bis die Racker dann kugelrund und ungesund in der zwölften Runde ausgezählt werden, oder sie sogar schon früher der gesellschaftliche Knockout zu Fall gebracht hat. Denn: Im Kindergarten und Grundschulalter wird das kalorische Zusatzgepäck mental nicht unbedingt ins Gewicht fallen. Aber wehe, die Pubertät sorgt für eine emotionale Neuverdrahtung im Dachgeschoss des sich verändernden Körpers. Dann beginnt der Kampf gegen das Gewicht und hinterlässt tiefe Wunden in der jungen Seele, häufig mit lebenslangen Folgen. Schon deshalb sollten verantwortungsvolle Eltern zumindest ein paar Rituale überdenken, mit was sie ihre Kinder im Schwimmbad und zu Hause versorgen.

Vorsicht – Rituale

Rituale sind wichtig. Wir lieben geregelte Abläufe, da sie dem Tag Struktur geben und den Alltag vereinfachen. Rituale versprechen Sicherheit und gute

Emotionen. Bevorzugt werden Handlungsmuster zu Ritualen, die uns gute Gefühle basteln. Genau hier liegt aber auch eine Gefahr, die auch ich als Vater von zwei Kindern auf dem Schirm habe: Wer seinen Nachwuchs nicht nur im Schwimmbad, sondern eben auch zu allen möglichen Gelegenheiten, zum Beispiel als Belohnung, nach dem Sport oder zum Trost, immer wieder Süßes in das Mäulchen steckt, verknüpft diese guten Genuss-Emotionen mit bestimmten Ereignissen. Das kann im späteren Leben im wahrsten Sinne des Wortes gewichtige Folgen haben.

Festplattenprogrammierung

Unsere frisch geschlüpften Babys kommen mit einer völlig leeren »Festplatte« auf die Welt. Sie verfügen über kein abgespeichertes Wissen, keine liebgewonnenen Gewohnheiten. Die werden insbesondere in den ersten Lebensjahren »programmiert«. Zum einen durch schmerzhafte Erfahrungen: Als Beispiel dient beispielsweise das Anfassen der Herdplatte bis die Hand des Kindes festgepappt ist. Das macht das Kind in der Regel nur einmal. Wenn der Nachwuchs dazu zwölf Versuche braucht, ist er wohl leider kognitiv zu früh links abgebogen.

Eine andere Art von Programmierung ist das

lustvolle Erleben: Das erste Eis, die erste Schokolade kann eine solche Freude auslösen, dass theoretisch nix mehr anderes auf den Tisch des Hauses soll. Die meisten Gewohnheiten entstehen aber durch ständiges Wiederholen: Wer immer über den Flachbildschirm »Ich liebe es!« oder die glückliche Familienidylle beim gemeinsamen Schokopralinennaschen beobachtet, wird sich diese Marken tief einprägen. Um sie viele Jahre später ganz unbewusst als Teenager oder Familienmensch wieder abzurufen. Immer auf der Suche nach dem Emotionskick.

Deswegen den Flachbildschirm auf die Straße zu kicken, damit der Kleine nicht von den ganzen Werbebotschaften dauerhypnotisiert wird, ist kaum umsetzbar. Zumal Kinder schlau sind und sich dann beim Nachbarskumpel heimlich berieseln lassen. Letztendlich beginnt die Softwareaufspielung sowieso schon viel früher: Wer seinem Säugling neben der guten Mutter- oder Ersatzmilch auch immer wieder gezuckerten Tee oder Apfelschorle eintrichtert, merkt schnell, wie ruhig der kleine Brüller wird. Das schreit nach Wiederholung und setzt sich irgendwann als Gewohnheit fest.

Essen? Ich will Spaß!

Wenn dann später die Kleinen zum ersten Mal im Kinderturnen hüpfen gehen und unendlichen Spaß dabei haben, sofort danach als »Belohnung« Gummibärchen oder einen Schokokeks in den Futtertrichter gestopft bekommen, verbinden sie schnell »Spaß an der Bewegung = süßer Gaumenzauber«. Auch Traurigkeit und Langeweile wird oft von Seiten der Eltern mit Essen gedämpft. Hauptsache, dem Kleinen geht es schnell besser oder er gibt wenigstens Ruhe. An Geburtstagen, von denen es in einer Kindergartengruppe viele zu feiern gibt, manifestiert sich wieder das andere Extrem: großer Spaß, alle sind gut gelaunt, rein mit den Süßigkeiten. Es ist ja Geburtstag, da geht das schon.

Schon zu früh fräst sich in die Gehirnwindungen: Süß = Spiel, Spaß und Entspannung. Alle sind gut drauf! Oder schlechte Emotionen, denen mit Süßem kurzerhand mal die negative Kraft genommen wird. Die Emotionsspirale lässt sich mühelos auf- und abwärts bewegen.

Und warum? Weil wir es früher auch so erlebt haben. Aber in einer Zeit, als es eben noch keine unendliche Dauerberieselung von Zuckrigem und Mehligem gab, wir zudem draußen auf Bäume kletterten, rannten, von Mauern sprangen und Fußball spielten, wo diese überschüssige Energie wieder umgesetzt wurde. Heute verausgaben sich immer mehr Kinder vor Spielekonsolen und dem High-end-Flachbildfernseher. Damit das noch erträglicher wird, wird eine Tüte Knabberspaß gereicht.

Müssen wir solche Rituale unbedingt weitergeben? Dann darf die Frage erlaubt sein: Wie viele werden wohl ein Leben lang gegen ihr Übergewicht ankämpfen? Das Figurspiel könnte schon früh entschieden sein.

Ein Lösungsansatz

Ich halte es für Blödsinn, Kindern alles Süße und Salzig-Fettige zu verbieten. Die Kleinen sind ja nicht auf den Kopf gefallen und beschaffen sich das Zeug ansonsten irgendwo anders her. Deshalb bekommen meine Kinder Süßigkeiten, weil sonst der Reiz des Verbotenen lockt. Ein sinnvoller Umgang mit dem Thema ist aber einfacher, als viele zunächst vermuten.

Beispiel Turngruppe: Die Kinder haben viel mehr Spaß, wenn sogar Mama oder Papa dabei zuschaut. Für den Hunger danach bietet sich eine Banane oder was anderes Obstiges an. Das ist doch süß genug?

Kindergeburtstage sind schon eine größere Herausforderung. Ich habe mit meinen Kleinen auch schon einige hinter mir. Daher weiß ich auch: Hier sind die Kinder so mit ihren Freunden beschäftigt, dass Essen zur Nebensache wird. Aber eben nur dann, wenn es die wohlwollenden Eltern nicht auf der Agenda ganz nach oben schieben! Spiele stehen auf der Hitliste. Und wenn es eine kleine »Mit-nach-Hause-Tüte« sein muss: Aufkleber oder kleine Plastikspielsachen kosten vielleicht ein paar Cent mehr als Naschkram. Dafür landet es aber nicht so schnell verdaut in der Toilette und im verlängerten Babyspeck. Hier braucht es mutige Erstversuche in bisher süßigkeitsüberladenen Geburtstagsritualen.

Und wenn ihr Kind traurig ist? Volle Aufmerksamkeit und ein ausgiebiges zugewandtes Gespräch ist sicher nicht immer möglich. Aber gerade hier ist es absolut notwendig, auf die Droge Zucker zu verzichten. Die Gefahr ist zu groß, dass ein wiederholtes »Traurig=Süßes«-Ritual mit ins Erwachsenenleben genommen wird!

Wobei die wirklich große Herausforderung aller ehrgeizigen Eltern zwischen Kindes- und Erwachsenenalter lauert: in der Pubertät! Das war bei mir selbst genauso. Ich habe die Kurve damals noch gekriegt, aber verbunden mit definitiv viel mehr Anstrengung, als wenn ich mich von Anfang an etwas gesünder ernährt hätte.

Diäten – der Zug ins Kaloriennirvana

*M*eine Tochter ist fünf. Sie isst, was ihr schmeckt. Und ich werde den Teufel tun, ihr irgendetwas ein- oder auszureden. Ihr Körper weiß, was gut für sie ist. Auch wenn da gar nicht so selten haufenweise Nudeln und Süßes in ihr verschwinden. Sie hampelt das unermüdlich den ganzen Tag wieder weg. Als Vater kann ich ihr dennoch ein bisschen spielerisch erklären, dass Eiweiß auch wichtig für die »Polizei«, das Immunsystem, in ihrem Körper ist. Das versteht sie und isst zu den Nudeln dann auch gerne mal Nüsse. Eine seltsame Kombination, aber das will ihr Bauch genau so. Und der weiß schließlich, was er braucht. Viel herausfordernder wird es dann wohl, wenn sie in die Pubertät kommt: Das ist die Zeit, in der die Medien dem frisch hormongefluteten Hirn geschickt eintrichtern, dass schlank = begehrenswert ist. Verunsichert von diesen Ansagen wollen die meisten Mädels jetzt abnehmen. Und genau damit beginnt der erbarmungslose Diät-Teufelskreis.

Oft reicht ein kleiner Auslöser im Alltag der emotionalen Achterbahn einer Pubertierenden aus, um sich im »Zuhause«, also dem eigenen Körper, nicht mehr wohlzufühlen. Wenn bei jungen Mädchen die Taille ein wenig über den Hosenrand quillt, die Jeans in Größe Zero etwas zu eng sitzt oder sich die Armrückseite etwas matschig anfühlt, starten viele eine Radikal-Diät. Nur ganz kurz. Das World Wide Web ist ja auch randvoll mit Online-Hardcore-Abnehm-Angeboten. Das wird dann diszipliniert durchgezogen, bis eben nichts mehr quillt, quetscht oder matscht.

Verlust des Urvertrauens

Genau dieser schnelle Gewichtsverlust hat buchstäblich schwere Folgen: Der Organismus verliert zum ersten Mal das Urvertrauen in die regelmäßige Kalorienversorgung. Die Gene erinnern sich an längst vergangene Hungerzeiten. Sofort wird das Energiesparprogramm gestartet: radikal Muskeln abbauen, Körperwärmeabgabe reduzieren. Der Körper ist im Panikmodus, während sich die Diät-Beginnerin über den täglichen Countdown auf der Waage freut.

Doch sobald das Wunschgewicht erreicht ist, verliert sie die Motivation, weiterhin das knallharte Kaloriendefizit aufrechtzuerhalten. Ihre

Gegner sind: HUNGER – GELÜSTE – KALORIEN-SEHNSUCHT. Das Futter, das jetzt wieder den Weg in den ausgehungerten Organismus findet, wird unter evolutionärem Beifall in die leeren Fettzellen gepumpt. Und schon bald später quillt, quetscht und matscht es an genau den gleichen Stellen wie vorher. Es entwickeln sich sogar neue Problemzonen. Was dann meistens folgt, ist die nächste noch radikalere Diät. Die versetzt die Diätwillige kurzzeitig wiederholt in Hochstimmung und den Organismus in die Schockstarre. Das ewige Tauziehen und eine jahrzehntelange Diätkarriere beginnen. Wer hat wohl mehr Chancen: Der Wille oder die viele Millionen Jahre Hungererfahrung unserer Genetik? Das ist ein wahrlich ungleicher Kampf!

Die beste Diät? Die »Keine Diät-Diät«!

Liebe Mütter und Väter: Alle Diäten, die massiv in die bisherigen Essgewohnheiten eingreifen, sind eine Gefahr für eure Töchter (und natürlich auch Söhne!). Gerade mit dem Beginn der Pubertät sollte auch dieses Thema angesprochen werden. Wer früh versteht, wie der Organismus auf Nahrungskarenz reagiert, kann klüger damit umgehen und kurz vor einer potentiellen Radikaldiät aus dem Zug ins Kaloriennirvana aussteigen. Natürlich müssen sich Eltern einer großen Herausforderung stellen, sind sie doch »Prophet im eigenen Land«. Kluge Ansagen gegenüber ihren Kindern sind so cool wie der Musikantenstadl. Die einzige Chance ist: Vorleben! Auch das könnte eine große Motivation für alle Eltern werden, denen die Gesundheit und das seelische Wohl der eigenen Kinder am Herzen liegt.

Sicherlich hilft es auch, wenn in der Familie schon früh die Vielfalt gelebt wird. Denn sie erhält die Esskultur, den Wert der Nahrung, das Interesse an neuen Geschmäckern. Wer die Vielfalt nicht lebt, schickt seine Geschmacksknospen in die langweilige Routine, die sich dann eben gerne mal mit Geschmacksverstärkern und künstlichen Aromen aus den Laboren der Lebensmittelkonzerne ablenken lassen.

Immer das Gleiche im Schlaraffenland

*U*nd täglich grüßt das Murmeltier. Oder das Marmeladenbrötchen. Oder das Käsebrot. Gewöhnlich greifen wir auf eine überschaubare Auswahl an Nahrungsmitteln zurück. Und das Tag für Tag. Heute, morgen, nächste Woche, nächsten Monat. Obwohl wir die Möglichkeit hätten, auf eine kulinarische Weltreise zu gehen, bleiben wir doch gustatorisch lieber reisefaul. Und der Grund dafür ist evolutionär begründet.

Denn unser Vorzeige-Ötzi Fred Feuerstein hatte es schwer: Er musste täglich darum kämpfen, ausreichend Kalorien zu beschaffen. Er träumte vielleicht schon vom Supermarkt oder Schnellimbiss, doch sein »Einkauf« dauerte in seinem Revier viele Stunden bis mehrere Tage. Dabei musste er im Vergleich zu uns auch noch richtig mutig sein: Es gab keine öffentliche Behörde, die vor potentiellen Gefahren der in der Wildnis angebotenen Vegetation warnte. Der unterzuckerte Homo Sapiens musste schon selbst herausfinden, ob ihm ein noch unbekanntes Gewächs Verdauungsprobleme bereitete. Und das kam sicherlich häufig vor: Zirka 95 Prozent aller Pflanzen sind für den Menschen ungenießbar, oft signalisiert durch einen herben, bitteren Geschmack. Viel Grünzeug und Wildwuchs war auch giftig. Sicher sind einige Vorfahren mit heftigem Hunger schon über Pilze hergefallen, bis sie nur noch bunte Bilder sahen, um dann halluzinierend ins ewige Licht zu tanzen.

Langsames Erwachen der Vielfalt

Sicher waren die Vorfahren mit höherem Bildungsabschluss aber so schlau, dass sie eine neue, potentielle Nahrungsquelle erst einmal in homöopathischer Dosierung futterten, um dann in den Stunden danach die körperliche Reaktion abzuwarten. Wenn der Bauch kein Veto einlegte, wurde die Dosis erhöht. Und somit der nächste Beobachtungszyklus gestartet. Es muss viele Tausende von Jahren und millionenfach Bauchschmerzen gekostet haben, bis den Generationen danach eine Vielfalt an verträglicher Pflanzenkost bereitstand, die mutig vom Ur-Ur-Uropa getestet wurde.

Der Ötzi in uns kaut immer das Gleiche

Und wir? Wir essen jeden Morgen das Gleiche. Der Wechsel von der Himbeer- zur Erdbeermarmelade zeugt nicht von kulinarischer Vielseitigkeit. Das ist keineswegs ein Vorwurf. Ich erfinde mein Frühstück auch nicht jeden Tag neu! Die beschränkte Auswahl ist ja eine evolutionäre Gesundheitsversicherung gewesen. Wir aber leben heute im Schlaraffenland. Sollten wir nicht mal mutig sein und unseren Gaumen ab und zu auf Reisen schicken? Denn: Bei allen Skandalen, die uns immer wieder die sensationshungrige Presse vorkaut, leben wir in einer Zeit, in der das angebotene Essen sicher ist – über die Qualität lässt sich ja bekanntlich streiten. Was wir im Supermarkt erhalten, macht in der Regel keine widerlichen Bauchschmerzen und endet nicht tödlich! Zumindest nicht sofort.

Geschmackliche Vielfalt – nichts für Einfältige

Vielleicht schmeckt dir folgende Idee: Nimm dir vor, alle zwei Wochen oder auch nur jeden Monat irgendein möglichst naturbelassenes, neues Lebensmittel mit nach Hause zu bringen. Wie wäre es zum Beispiel mit Süßkartoffeln? Pastinake? Tofu mit Geschmack? Eine neue Käsesorte? Oder einfach ein neues Gewürz? Natürlich wirst du immer mal wieder etwas wegwerfen müssen, weil es dir ganz und gar nicht schmeckt. Aber viel öfter werden deine Geschmacksknospen dann Breakdance (je nach Alter auch Wiener Walzer) tanzen. Und damit hast du dein Ernährungsportfolio auf »gesund« und »natürlich« erweitert. Denn: Es wird nach einigen Wochen und Monaten möglicherweise auf deinem Teller immer weniger Platz für industrielle Fertigprodukte geben. Und wenn wir immer mehr natürliche, gesunde *Lebens*mittel auf den Tisch bringen, freut das auch dein Zentrum deiner Gesundheit – deinen Darm. Denn der liebt die Vielfalt noch mehr als der Kleiderschrank einer Frau. Wer den Satz »Ich hab nichts anzuziehen« kennt, weiß ungefähr, wie sich der Bauch die meiste Zeit fühlt. Der Darm möchte auch nicht nur die Basics, sondern gerne mal was Neues, und am liebsten alles auf einmal.

Der Darm macht mal dick, mal schick

$\mathcal{S}$ie sind in der Überzahl. Und haben uns fest im Griff. Sie machen gute Stimmung, indem sie Hormone ausschütten. Oder schlechte, wenn sie mehr Kalorien aus dem Essen rauspressen, die sich dann faul ins Fettbett an Bauch, Beinen, Po legen. Die Bakterienvielfalt unserer Darmflora ist noch immer eine große Unbekannte. Mitten in unserem Körper, da wo die Sonne niemals scheint, sitzt ein Geheimnis, das gelüftet werden will.

»Iiiih, Darm! Ist ja eklig!«, denken sicherlich einige. Warum eigentlich? Einen Computer findet doch auch niemand eklig! Dabei werden auf Computertastaturen bis zu 400mal mehr Bakterien gefunden als auf Toilettensitzen. Darüber solltest du das nächste Mal nachdenken, wenn du erst etwas tippst und dann in dein Brötchen beißt.

Das Hirn sitzt im Bauch

Der menschliche Körper baut sich aus Billionen von Zellen auf. Das ist eine unvorstellbare Menge. Der Darm ist im Verhältnis zum Rest des Körpers relativ klein. Gerade mal bis zu acht Meter lang und wenige Zentimeter dick, aber mit seinen ganzen Ausstülpungen und Falten bildet sich eine riesige Oberfläche von etwa 300 – 500 Quadratmetern. Zum Vergleich: Ein Tennisplatz hat 260 Quadratmeter. Wir tragen also etwa ein bis zwei Tennisplätze mit uns herum. Und wie beim Tennis werden auch auf der Oberfläche des Darms regelmäßig erbitterte Kämpfe ausgetragen. Aber nicht von zwei in weiß gekleideten Spielern, sondern von 10 Billionen Bakterien. Während die Tennislegende John McEnroe mit seinem Fluchen den vornehmen Tennisgästen das »Shit!« nur verbal um die Ohren gehauen hat, müssen die Darmbakterien da wirklich durch. Und davon gibt es 10 Billionen. So viele Bakterien hat jeder von uns im Darm. Können auch 100 Billionen sein, so genau hat das niemand gezählt. Sicher ist: In jedem Gramm Stuhl, das wir ausscheiden, leben mehr Bakterien als es Menschen auf der Welt gibt. Die Bakterien bringen knapp zwei Kilogramm auf die Waage. Im Vergleich zu den Körperzellen sind sie sogar klar in der Überzahl und haben einen mächtigen Einfluss auf unser Leben. Denn es gilt als gesichert, dass unser

Bauch-»Hirn« aktiver ist als bislang vermutet und unsere grauen Zellen in den Schatten stellt: Botenstoffe, wie zum Beispiel das Glückshormon Serotonin, werden hauptsächlich mit Hilfe des Darms gebildet. Das Glück sitzt also auf Bauchnabelhöhe. Dort, wo es oftmals vom engen Hosenbund abgeschnürt wird. Ist das der Grund, warum viele Menschen sich nicht glücklich fühlen? Weil es dort an der Hauptzentrale des Glücksbotenstoffs drückt? Oder bedrückt uns das Gewicht auf der Waage, die unter zu hoher Last zur Belastung wird? Auch hier spielt der Darm eine Hauptrolle ...

Hyperaktive Darmflora

Die Billionen von Bakterien sind hungrig und werden von uns gefüttert. Je nachdem, wie sie gefüttert werden, entwickeln sich verschiedene Bakterienstämme unterschiedlich. Auf 1.000 verschiedene Bakteriengruppen wird die Population derzeit geschätzt. Je vielfältiger wir uns ernähren, desto vielfältiger ist auch die Bakterien-Bevölkerung. Und je mehr es gibt, desto gesünder bleiben wir.

Diese Gruppen teilen sich hauptsächlich in vier Bakterienstämme auf, von denen zwei besonders gewichtig sind. Da sind die Bacteroidetes-Stämme und die Firmicuten. Letztere fahren völlig auf

Kohlenhydrate ab. Und zwar auf die unverdaulichen, die Ballaststoffe, die ja eigentlich durchrutschen und somit zwar die Darmwand massieren und den Müll mit rausnehmen, aber eben nicht als Energielieferant dienen. Wenn da nicht die Firmicuten wären, die sich über die Ballaststoffe hermachen, daraus Energie, also Zusatzkalorien gewinnen, um uns dann diesen zusätzlichen Kalorienballast an die Hüfte zu packen. Dieses Plus muss nicht viel ausmachen. Doch wenn bei einem »guten Futterverwerter« aufgrund der höheren Firmicutenpopulation nur täglich 50 Extrakalorien aus dem Essen herausgekitzelt werden, summiert sich das auf 18.000 Kalorien pro Jahr. Oder umgerechnet auf über 2,5 Kilogramm Fettplus – ohne auch nur einen einzigen Happen mehr gegessen zu haben als der Nachbar.

Menschen, die es schaffen nur „eine Handvoll Chips" zu essen: In welchem Shaolin-Kloster lernt man so was?

Politik im Darm

Die beiden Bakterienstämme machen sich gegenseitig ihren Platz streitig. Ganz verdrängen wollen sie einander zwar nicht, aber es geht um die Vorherrschaft. Das ist wie Politik im Dunkeln. Und täglich »wählen« wir, wer gewinnt. Denn: Wenn die Firmicuten permanent ihr Lieblingsfutter (= Kohlenhydrate) erhalten, behalten sie auch die Mehrzahl der »Sitze« im Parlament und damit die Regierungsfähigkeit. Die Bacteroidetes dagegen sitzen in der Opposition und schauen, dass die »Regierung« die Macht nicht völlig an sich reißt. Kohlenhydratreduzierte Ernährung hilft demnach, den Firmicuten etwas den Nährboden zu entziehen, was sie durchaus dezimiert und den Bakteroidetes mehr Platz verschafft. Denn mit der Reduktion der Kohlenhydrate reduziert sich die Anzahl der »Regierungsmitglieder«.

Der Darm als Konserve

Früher hat man die Pharaonen nach dem Tod konserviert. Heute machen wir das selbst und schon während wir leben! Denn: Konservierungsstoffe hemmen das Bakterienwachstum, weil genau das die Haltbarkeit der Nahrungsmittel verbessert.
Ob sie auch das Bakterienwachstum im Darm hemmen? Deshalb sollte Fertigessen so gut wie möglich vermieden werden, weil es den Darm fertig macht.

Genetisch bedingt? Die Mama macht's …

Wie sich die Darmflora aufbaut, entscheidet sich früh. Als Baby in Mamas Bauch ist der Darm noch komplett frei von Bakterien. Die siedeln sich erst an, und zwar rasant, wenn der kleine Racker schlüpft und dann an der Muttermilch hängt beziehungsweise Kontakt zur Umwelt aufnimmt, zum Beispiel mit der Haut der Mutter. Gene machen dann weniger den Unterschied als das Essverhalten der Mutti. Medizinische Spezialitäten wie Antibiotikakuren sollten gerade beim Kleinkind zum Beispiel gut überlegt werden, weil der Kampf um den Spitzenplatz in den Gedärmen bei den ganz Kleinen noch offen ist. Hier einzugreifen, hat gewichtige Folgen: Wer ständig mit der medizinischen Flächenbombe auf üble Einzeltäter schießt, holt sich durchaus Krankheiten und möglicherweise auch Übergewicht ins Haus. Zumindest entsteht so das Problem im Ausgangsbereich des Organismus.

Wie sieht die Lösung aus?

Nach Antibiotikakuren sollte dringend Wert auf einen sorgfältigen Wiederaufbau der gesunden Darmbakterien mittels einer Darmkur gelegt werden! Und wer sich selbst als »guten

Futterverwerter« bezeichnen würde, sollte sich einmal mit einer Darmsanierung und natürlich einer Ernährungsumstellung auseinandersetzen. Welche Stämme das Sagen haben, kann durch eine Stuhlprobe von einem guten Heilpraktiker *anal*-ysiert werden. Und er weiß dann auch, was zu tun ist. Ein spannender Nebeneffekt: Allergien könnten dann ebenfalls plötzlich den Rückzug antreten. Sich mit dem Darm und seiner Flora zu beschäftigen, lohnt sich in jedem Fall.

Unser Darm mag also die Lebensmittel-Vielfalt. Und nur wenige der Bakteriengruppen fahren völlig auf Zuckriges und Weißmehlhaltiges ab. Aber genau das wandert in gigantischen Mengen in den Verdauungskanal.

Die Masse entscheidet über die Massen!

*W*er wenig Geld in der Tasche hat, schleppt oft viel mit sich herum. Nicht nur Kummer und Ängste, sondern auch zu viel Gewicht. Denn die Statistik zeigt: Je weniger Einkommen, desto mehr wird in die Bauch-Sparkasse eingezahlt. Die Schere zwischen »armen Arbeitslosen« (das sind die, die keine Arbeit und kein Geld haben) und den »reichen Arbeitslosen« (diejenigen, die so viel Geld haben, dass sie nicht mehr arbeiten müssen) geht immer weiter auseinander. Klar, wenn die Schulden des einen steigen, landet das geliehene Geld irgendwo bei einem anderen.

Ich bin nicht dick. Ich habe einfach nur kein Glück beim Verdauen.

Das macht bei der einen Gruppe gute, bei der anderen Gruppe eher schlechte Stimmung. Doch genau um die Stimmung geht es.

Die Jagd nach dem Glück

Jeder definiert »Glück« anders. Im Kern ist es eine gute Emotion, die wir möglichst oft erleben möchten. Einmal abgesehen vom »inneren Frieden« können wohlhabende Menschen aus dem Vollen schöpfen, toben sich auf dem Spielplatz des Materialismus aus: Autos, Boote, Häuser in fernen Ländern an schönen Stränden, Schmuck, Hightech im Wohnzimmer, teure Klamotten … eine beliebig erweiterbare Liste. Für jeden »Wohlhabenden« ist etwas dabei, was das Gefühl des schnellen Glücks auslöst.

Dieses materielle, schnelle Glück bleibt Menschen mit knapper Kasse verwehrt. Die Möglichkeiten, sich schnell ein gutes Gefühl durch ein neues Spielzeug zu verschaffen, sind begrenzt. Deshalb kann es sein, dass sie im Alltag weniger Erfolgserlebnisse haben und die daraus resultierende Anerkennung, welche wiederum glücklich macht. Und jetzt kommen die billigen Glücks-, Dick- und Krankmacher ins Spiel …

Zucker, die Droge des Gehirns

Zucker flutet das Hirn. Da leuchten die Lampen im Dachgeschoss hell. Es ist der Lieblingsbrennstoff der Denkzentrale. Deshalb belohnt es ja auch die Zuckerflut mit einem Schwall Glückhormonen, allen voran den Glücksbringer Serotonin. Zucker und eine maximale Serotonin-Dusche sind aneinander gekoppelt: Um das Glückshormon Serotonin basteln zu können, braucht der Körper aber ein ganz bestimmtes Eiweißbausteinchen namens Tryptophan. Leider steckt in allen Eiweißlieferanten davon verhältnismäßig wenig. Und die müssen auf dem Weg ins Gehirn auch noch mit anderen Eiweißbausteinchen konkurrieren. Deshalb kommt oft nur wenig des Serotoningrundbausteins dort oben an.

Die Natur hat aber einen Trick auf Lager: Eine zuckerbedingte Insulinflut drückt die mit Tryptophan konkurrierende Eiweißbausteinchen vorab in die Muskeln. Damit kommen von denen nur wenige im Gehirn an. Das erhöht verhältnismäßig den Anteil des Tryptophans. Genau das strömt dann vermehrt ins Gehirn und drückt dort auf den Glücksknopf: es wird mehr Serotonin gebastelt. Das Gehirn gewinnt doppelt: Gute Stimmung im Dachgeschoss. Und zeitgleich steht genug Lieblingsbrennstoff für die gierigen Hirnzellen zur Verfügung: Billige, schnell verfügbare Kohlenhydrate. Das wiederum erklärt, warum wir alle so auf Zuckerkram stehen. Und warum vor allem finanziell schwache Menschen bevorzugt in industrielle Nahrungsmittel investieren.

Billigfutter –
die »Droge« des armen Mannes (und seiner Frau)

Die Kassenlage entscheidet oft darüber, was auf dem Tisch des Hauses liegen wird. Und je günstiger es ist, desto mehr liegt auf diesem Tisch. Denn der viele Zucker und die vielen Lebensmittelzusatzstoffe billiger Lebensmittel machen nicht nur satt, sondern eben auch schnell glücklich.

Eine Tafel Schokolade für unter 30 Cent. Die Tüte Chips und eine Cola kosten nur wenig. Und Weißbrötchen beim Discount-Bäcker gibt's schon für zehn Cent. Kohlenhydrate (Mehl, Zucker, Mais) sind in der Beschaffung extrem günstig, lassen sich zusammen mit Aromastoffen, billigen Pflanzenfetten und Salz einfach aufbereiten, sind lange haltbar, weshalb sie zu einem sehr günstigen Preis einer großen Menschenmasse zugänglich gemacht werden können. Die billig eingekauften Industrie-Kalorien sorgen für ein kräftiges Plus auf der Waage. Und einem ebenso kräftigem Minus auf dem Gesundheitskonto. Arme Menschen, so steht zu befürchten, sterben früher. Und das scheint nicht einmal den Betroffenen Sorge zu bereiten. Frei nach dem Motto: Wer schon im Hier und Jetzt unglücklich ist und ständig nach den Futterdrogen greift. um Glück erlebbar zu machen, den kümmert das Übermorgen nicht so sehr. Na gut, das ist vielleicht etwas überspitzt dargestellt.

Einen Weg raus aus der Abwärtsspirale zu finden, ist keinesfalls einfach, aber trotzdem machbar. Zumindest für die, die Restmotivation für ein selbstbestimmtes Leben irgendwo hinten links in der Großhirnrinde herumliegen haben. Ein finanziell günstiger Weg ins Glück ist Bewegung. Denn wenn der Körper bewegt wird, geht oben auch wieder das Licht an. Bewegung drückt ebenfalls auf den Glücksknopf. Gute Referenzerlebnisse zu sammeln, ist der Trick, um glücklich zu sein.

Mach dir die Taschen voll

Wer noch nie Sport gemacht hat, nimmt sich einen kurzen, flotten Spaziergang vor. Und täglich wird das Tempo in ganz kleinen Dosen erhöht oder die Strecke verlängert. Zu Beginn wird das jedes Mal Überwindung kosten. Alles andere wäre ungewöhnlich. Doch du wirst danach stolz darauf sein, es getan und durchgehalten zu haben. Das gibt wieder Zuversicht für das nächste Mal. Wer nur vier Wochen durchhält, ist ein anderer Mensch. Ein Mensch, der sich seine Glücksdroge mit den Beinen geholt hat. Vier Wochen braucht es, um die Taschen mit positiven Referenzerlebnissen vollzupacken!

Nach innen gelauscht

GEHIRN So, Leute, wir sind im Supermarkt!

ALLE Prima, Großeinkauf!

ARME Wir holen schon mal einen Korb. Nein, besser einen Wagen!

GEHIRN Nix da, heute kaufen wir uns mal ausschließlich einen gesunden Salat!

PO Gute Idee, ich bin nämlich immer noch dabei, die Lasagne von gestern ins Polsterlager zu stopfen!

GEHIRN Mit dem ungesunden Essen ist Schluss, ab heute ernähren wir uns besser!

ALLE Genau!

AUGEN Ach kuck mal, die Chips sind diese Woche im Angebot!

OHREN Stimmt, haben sie gestern in der Werbung gesagt. Da gibt's auch ne neue Sorte, irgendwas Scharfes.

NASE Hier wird irgendwas gebraten, da gibt's bestimmt was umsonst zu probieren. Bratwurst oder so.

MAGEN Ach, probieren kann man ja mal! Ich könnte auch schon wieder etwas vertragen.

GEHIRN Na gut, aber nur einen Happen.

MAGEN Zwei, wir wollen ja sichergehen, dass es auch wirklich schmeckt!

GEHIRN Alles klar, zwei Packungen davon kommen mit.

AUGEN Und die Chips?

GEHIRN Auch. Zwei Tüten. Die passen bestens dazu.

ARME Jetzt kann ich aber nichts mehr tragen.

GEHIRN Okay, dann keinen Salat, wir sind fertig, ab zur Kasse!

Was essen wir eigentlich?

*D*as ehrlichste Essen kommt von den Chinesen. Da bestellt man eine Nummer und bekommt irgendetwas. Da man ohnehin nicht gewusst hat, was man da eigentlich bestellt, ist die Überraschung auf dem Teller ja gewollt!

Da ist allerdings dann auch Schluss mit der Lobhudelei, schließlich sind die China-Restaurants die einzigen, nach denen eine eigene Krankheit benannt worden ist – das China-Restaurant-Syndrom. Kopfschmerzen, Hitzewallungen, gerötete Haut und Kribbeln zählen zu den Symptomen, die wahrscheinlich durch den Geschmacksverstärker Glutamat hervorgerufen werden. Allerdings verschwinden die genannten Symptome schon nach kurzer Zeit wieder. Insofern ist das zwar unangenehm, aber nicht dramatisch. Da meldet unser Körper schlicht, dass er das nicht möchte. Wenn man beim nächsten Mal einfach ohne Glutamat bestellt, ist die Sache schon erledigt.

Vielen von uns sind zum Essen bereits Tierknochen, Schweineborsten und Erdöl angeboten worden, und die meisten haben es wahrscheinlich auch angenommen. Glaubst du nicht? Doch, und zwar in Form von Wein, Brot und Vanilleeis. Diese Bestandteile können darin vorhanden sein. Zum Glück ist das eher selten so. Deshalb ist es gut zu wissen, was im Essen drin ist, um eben keine unangenehmen Überraschungen zu erleben. In den USA hat sich, zumindest bei denen, die sich überhaupt mit gesunder Ernährung beschäftigen, der Spruch »If you can't read it, don't eat it« etabliert. Gemeint sind die Zutatenlisten auf Fertigprodukten. Das halte ich für einen vernünftigen Ansatz, denn alles, was mehr nach Chemieunterricht als nach Bauernhof klingt, möchte man eigentlich nicht im Bauch haben. Irgendwie scheinen sich da Zunge und Darm einig zu sein: Was man nur schwer aussprechen kann, kann man auch nur schwer verdauen. Ich bekomme schon manchmal Bauchschmerzen nur vom Durchlesen von Packungsinhalten – diese von Nahrungsmittelfabriken zusammengebastelten Inhaltsstoffe lasse ich lieber im Supermarkt und mache meinen Magen nicht zum Versuchslabor.

»Ich habe mir Schnitzel mit Pommes gemacht.«
»Es ist 7:30 am Morgen!«
»Du kannst ja Nutella draufschmieren.«

Mehr Obst und Gemüse? Kein Problem!

Die Industrie trickst und täuscht, was die Labore hergeben. Es geht ja auch erst mal nur ums liebe Geld. Die Gesundheitsinteressen müssen hinten anstehen. Wer heute in den Supermarkt geht und nicht ausreichend informiert ist, der weiß doch bei den ganzen Werbeversprechen gar nicht mehr, ob man sich gerade im Supermarkt oder in einer Apotheke befindet. Da wimmelt es von Vitaminbomben und lebenswichtigen Nährstofflieferanten. Zum Beispiel »Cornflakes mit Vitaminen und Mineralien«. Das einzig Wertvolle an dem Zeug ist wohl die Verpackung. Die enthält möglicherweise noch ein paar Ballaststoffe.

Ein anderes, hässliches Beispiel sind »Früchtejoghurts«. Früchte sind gesund, heißt es. Im gekauften Erdbeerjoghurt liegt im besten Fall eine einsame, zerhäckselte Alibi-Erdbeere drin. Der Erdbeer-Geschmack, also das Aroma, kommt aber von Schimmelpilzen, die auf Holzfasern wachsen. Aber wer will denn schon gedanklich an einem verschimmelten Brett lutschen? Dennoch kaufen wir lieber Illusionen.

Einige halten sich auch motiviert an den Spruch »Fünfmal Obst und Gemüse am Tag«. Da ist der gesundheitliche Ehrgeiz geweckt: Morgens gibt es Pfirsichmarmeladenbrötchen, zwischendurch gezuckerten Zitronen-Joghurt ohne echte Zitrone, mittags eine Zwiebelsuppe aus der Hexenküche von Tütensuppenproduzenten, in der Kaffeepause gibt es ein Erdbeereis und abends vor dem Fernseher noch eine Portion Gemüse in Form von Paprika-Chips. Der Nährwertgehalt liegt dann zwar knapp unterhalb von einem Pfund Dachpappe, aber mit viel Phantasie könnte man den »guten Willen« erkennen.

Wer braucht schon Obst und Gemüse? Vitamine bekommen wir ja heute in Frühstückscerealien, Lutschbonbons, Brausetabletten, alkoholfreien Hefebrausen, Kirschlipgloss, Himbeergeist und Duschlotions. Den Geschmack »Erdbeer-Joghurt« nehme ich schon seit Jahren als Salatdressing.

Mein Tipp: Möglichst naturbelassen essen! Naturbelassenes hat meist keine Zutatenliste. Obst und Gemüse liegen souverän und still in der Auslage. Weil sie wissen, was für Superhelden sie sind. Und wenn es nicht ohne Fertigprodukte geht: Möglichst oft Produkte mit maximal fünf Zutaten auf der Zutatenliste kaufen. Denn: Je länger die Zutatenliste, desto höher die Anzahl der später benötigten Medikamente.

Und wie wäre es zwischendurch mit Superfood? Die neuen Superhelden sollen ja gesund, jung und unwiderstehlich machen. Oder ist das auch nur Lüge?

Superfood?
Na Super!

*E*in neuer Hype, mit dem man noch ein bisschen mehr Gewinn rauskitzeln kann. Denn woher Superfood seinen Namen hat, ist klar: Es ist meist super-teuer! Weil es wohl erst dann seine Wirkung entfalten kann. Denn der Glaube versetzt bekanntlich Berge. Gemäß dem Motto: »Wenn ich dafür schon einen Haufen Geld hinblättere, muss das ja auch wirken!«

Oftmals sind das abenteuerliche Sachen, die als »Superfood« durchgehen. Seltene Beeren, von denen sich ganze Urvölker in Südamerika ernährt haben. Die waren zwar total gesund, sind aber trotzdem ausgestorben. Für einen neuen Trend reicht es immer, wenn die Geschichte stimmt. Man muss das Zeug nur einem Hollywoodstar in den Plastikbecher füllen, mit dem dieser vor dem Fitnessstudio fotografiert wird, und keine zwei Jahre später gibt es das bei uns im Aldi-Kühlregal. Den Weg dahin lässt sie sich aber gut bezahlen für das Image als »Superfood«.

Acai-Beere

Da fängt es schon beim Namen an. Die Acai-Beere ist gar keine Beere, sondern eine Palmfrucht. Beere klingt aber irgendwie viel gesünder! Also wird sie so vermarktet. Und die Superkräfte der Acai sind phänomenal: Sie enthält Vitamine, Mineralstoffe, essenzielle Fettsäuren und vor allem viele Antioxidantien. Man soll von Acai jung bleiben, schlanker werden, und auch noch sexuell stimuliert! Also eine Mischung aus Oil of Olaz, Slim-Fast und Viagra. Bewiesen ist davon natürlich nichts, aber für eine super Story reicht das allemal.

Warum eigentlich ausländische, überteuerte Beeren importieren, obwohl das Gute am Strauch oder Baum im heimischen Garten baumelt? Unsere schwarze Johannisbeere, Heidelbeere und Sauerkirsche stecken die Acai-Beere locker in die Backentasche. Und müssen dafür nicht CO_2-belastend um die halbe Welt reisen.

Goji-Beere

Sie wird auch zu den Superfoods gezählt. Ebenfalls mit einem hohen Anteil an Antioxidantien und damit ein Heilmittel gegen Alterung und manche Krankheiten – wenn man der Werbung glaubt. Nur leider ist die Wirkung auch hier nicht nachgewiesen. Was aber bei vielen Goji-Beeren gefunden wurde, ist eine hohe Belastung durch Pestizide. Und davon hat bisher noch nicht mal die Nahrungsmittelindustrie behauptet, dass die gesund seien!

Chiasamen

Sie waren tatsächlich ein Nahrungsmittel der alten Inka. Der Untergang der Inka ist schon über 400 Jahre her. Trotzdem geht die Europäische Behörde für Lebensmittelsicherheit lieber auf Nummer sicher und stuft sie als »neues Lebensmittel« ein. Chiasamen sind wirklich gesund. Sie sind kalziumreich, liefern viele Ballaststoffe, wertvolle Omega-3-Fettsäuren und Aminosäuren. Chia kann man sich super in Müsli oder Smoothies tun, wirklich sehr zu empfehlen, weil sie auch satt machen. Da kommen wir dem Begriff Superfood schon recht nahe.

Cooler Kale

Es gibt ein Nahrungsmittel, das erst sehr kurz den Stempel »Superfood« bekommen hat, und das ihn vielleicht so sehr verdient hat, wie kaum ein anderes: Grünkohl! Ein cooles Gemüse war das nie – trotz seiner tatsächlich sehr guten Inhalts-stoffe. Richtig hip haben das erst die Amerikaner gemacht. Denn seit Grünkohl da drüben ange-sagt ist, heißt er bei uns jetzt auch »Kale«. Und da gibt es den auch rund ums Jahr, zum Beispiel in Salaten und grünen Smoothies. Und in Amerika sogar schon bei McDonalds! Weil auch die Amis entdecken, dass der Fast-Food-Matsch durch-aus mal was Gesundes verträgt. Grünkohl bietet ein buntes Sammelsurium an lebensnotwendigen Vitalstoffen, sekundären Pflanzenstoffen und Bal-laststoffen. Und bei ihm ist seine entzündungs-hemmende und Krebsrisiko senkende Wirkung tatsächlich nachgewiesen. Auch tiefgefroren oder aus der Konserve hat er einiges zu bieten. Wenn ein Nahrungsmittel wirklich den Titel »Superfood« verdient, dann Grünkohl. Und wem das irgendwie peinlich ist, der kann ja immer noch Kale essen. Und dabei ist es nicht nur super gesund, sondern auch im Gegensatz zu anderen Superfoods auch super preiswert.

Der Matrose mit der Blechdose

Superfood ist ja keine neumodische Erfindung. Das Zeug gibt es schon lange. Und ein See-mann mit Unterarmen so dick wie die Taue der MS Europa hat schon 1933 Grünzeug zum Kult gemacht. Popeye verschlang ganze Dosen voll Spinat, um dann ungeahnte Kräfte freizusetzen. Das lag am Eisen, von dem der Spinat enorm viel enthalten soll. Blöd nur, dass bei der Festlegung des Eisen-Spinat-Haushaltes ein Fehler unterlaufen ist: Die über viele Jahrzehnte genannte Menge von 35 mg Eisen pro 100 g Spinat bezog sich auf getrockneten Spinat. Der frisch gepflückte und auch die Tiefkühlvariante besteht aber zu über 90 Prozent aus Wasser. In dieser Form essen wir Spinat. Damit bleiben von den ursprünglichen 35 mg nur noch 3,5 mg übrig. Selbst wenn Popeye das gewusst hätte, gegessen hätte er eher die Dose statt des Grünzeugs. Zumal das pflanzliche Eisen deutlich schlechter resorbiert wird, als die tierische Variante. Egal, Spinat ist und bleibt immer noch ein Superfood. Auch mit deutlich weniger Eisen. Und Popeye konnte immerhin viele Kinder motivieren, mehr davon zu essen. Es wäre mal wieder an der Zeit, einen neuen Superhelden ins mediale Rennen zu schicken, der mit Superfood Superkräfte freisetzt. Wie wäre es mit Brokkoli-Boy? Oder Wirsing-Woman?

Superfoods gibt es noch unzählige mehr. Mich stört daran die Bezeichnung, weil es für mich klingt wie ein Heilversprechen beziehungsweise eine Lösung für irgendeine Mangelversorgung. Oder als Waffe gegen einen abgespeicherten Fettüberschuss. Denn wer sich bisher in Form von

Dosenfutter und Tütensuppen ernährt hat, der macht schon einen gewaltigen Sprung, wenn er etwas kaut, das ohne Zutatenliste auskommt. Und ich bezweifle stark, dass ein Gesundheitsmotivierter, der neben seiner ohnehin meist guten Ernährung und nun nach den Superfoods greift, wirklich davon profitiert. Hier versetzt dann eher der Glaube Berge, womöglich auch Fettberge. Der Glaube kann nämlich tatsächlich Superkräfte freisetzen.

Superfood? Gibt es um die Ecke

Ich bin überzeugt: Wer einfach ein Auge auf regionales Obst, Gemüse und andere Lebensmittel hat, die in der Nachbarschaft gedeihen, oder ab und zu auf einem Bauernhof um die Ecke einkauft, darf das gerne für sich als Superfood bezeichnen. Der hat ein bisschen was für die CO_2-Bilanz getan, einen Bauern und seine Frau mit Kindern glücklich gemacht. Der Bauernhof ist der echte und wirklich wichtige Super-Markt.

Wenn mir langweilig ist, ziehe ich mir einen weißen Laborkittel an, gehe in den Supermarkt und sage laut »Schön, dass Sie alle bei unserem Experiment mitmachen«.

Süßstoffe – Gut gegen Böse?

*S*tevia ist in aller Munde, was nicht wortwörtlich gemeint ist. Zielstrebig arbeiten große Konzerne daran, endlich mit einem Patent ordentlich Geld zu verdienen. Allerdings nicht mit der natürlichen Süßpflanze Stevia, denn diese konnte nicht gewinnbringend patentiert werden, weil sie ein Naturprodukt ist. Vielmehr mit dem Extrakt »Steviolglycosid« aus der Pflanze. Die Zulassung in der EU dauerte viele, viele Jahre, unter anderem weil Stevia nicht ganz unbedenklich ist. So soll es bei Männern zum Beispiel die Zeugungsfähigkeit abschwächen, weshalb es in Südamerika von Männern als Verhütungsmittel verwendet wird. Stevia ist also nicht völlig risikofrei, nur weil es sich um ein Naturprodukt handelt. Knollenblätterpilze sollte man ja auch nicht lutschen.

Mir geht es ganz sicher nicht darum, Stevia zu diffamieren, Süßstoffe zu verherrlichen oder die beiden gegeneinander auszuspielen. Denn »Essen erlaubt« heißt auch hier: Lass dich bloß nicht verrückt machen! Nur darum geht es mir. Weg mit den Mythen und Ruhe in die Diskussion reinbringen. Gerade bei Süßstoffen steht sehr viel Blödsinn im World Wide Web, was die Konsumenten verunsichert.

Einige Süßstoffe sollen uns ja gesundheitlich fix und fertig machen. Die Speerspitze der Süßstoff-Gesundheitskiller ist demnach Aspartam. Deswegen nehme ich nur diesen Süßstoff repräsentativ ins Visier. Aspartam soll ja laut einiger Meldungen so gefährlich sein, dass es wohl nur mittels einer Bundeswehr-Kampfmittelbeseitigungstruppe entsorgt werden könnte. Was ist dran an den teilweise gut verpackten Horrormeldungen?

Aspartam – nüchtern betrachtet

Aspartam besteht aus zwei Eiweißbausteinchen, die wir mit jedem gewöhnlichen Bissen beim Essen zu uns nehmen: Asparaginsäure und Phenylalanin. Beim Abbau entsteht Methanol. Und genau dieses Methanol beziehungsweise dessen Abbauprodukte sind das, was in hoher Dosis gefährlich werden könnte. Allerdings kann unser Körper geringe Mengen Methanol problemlos abbauen.

Und jetzt wird es richtig spannend: Ein gewöhnliches mit Aspartam gesüßtes Getränk, zum Beispiel Cola Light, liefert zirka 50 mg Methanol. Die gleiche Menge Orangensaft 62 mg, Apfelsaft schon 78 mg. Und bei Tomatensaft sind es sogar 300 mg, also sechs Mal mehr als in einer Cola Light. Tomatensaft ist bestimmt nicht potentiell tödlich. Denn auch diese Dosis ist immer noch völlig harmlos. Methanol gilt erst ab 100 mg täglich als wirklich bedenklich, übrigens pro Kilogramm Körpergewicht! Bei einem 70 Kilogramm schweren Menschen wird es ab zirka 20 Liter Tomatensaft kritisch. Nun ja, für so eine Menge müssen wir lange in Flugzeugen hocken.

Süßstoffe sind die am meisten kontrollierten und studierten Lebensmittelzusatzstoffe überhaupt. Im Jahre 2007 hat die Europäische Behörde für Lebensmittelsicherheit (ESFA) alle bis dahin verfügbaren Studien zu Aspartam ausgewertet. Ergebnis: Aspartam ist bis zu 40 mg pro Kilogramm Körpergewicht nicht gesundheitsgefährdend. Diese Dosis entspricht über 250 Süßstofftabletten, täglich! Ob da überhaupt noch ein bisschen Kaffee in den Becher passt?

Machen Süßstoffe dick?

Diese Annahme wird uns ebenfalls immer wieder aufgetischt. Weil Süßstoffe mittels des cephalischen Insulinreflexes anscheinend sofort die Bauchspeicheldrüse ackern lässt, sobald im Mund der Geschmack süß registriert wird. Damit dann der bald erwartete Zucker sofort mittels des rausgeworfenen Insulins versorgt werden kann. Und weil eben dann keine Zuckerkalorien angeschwemmt kommen, der noch im Blut vorhandene Zucker aber insulinbedingt in den Keller gedrückt wurde, soll der Hunger anklopfen und dich essen lassen, um den Insulinwert auf Normalmaß anzuheben.

Wenn du magst, kannst du diesen Quatsch ganz einfach selbst widerlegen: Trinke einfach bei Hunger 1–2 Dosen Cola light. Wenn diese Theorie wirklich stimmen würde, dass nun sofort Insulin ins Blut schwappt und deinen Blutzucker ins Nirvana stürzen lässt, dann müsstest du sehr bald nach dem Flüssigfutter so einen unsagbaren Heißhunger bekommen, dass du alles futtern würdest, was nicht zurückbeißt. Du wirst aber feststellen, dass sich das durchaus in Grenzen hält. Und du hast den Mythos im Selbsttest widerlegt.

Machen Süßstoffe also nicht dick?

Leider doch. Wenn die süßstoffgesüßte Limo dazu dient, dass wir uns dann aufgrund der offensichtlichen Kalorieneinsparung mehr auf die Torten und Brötchen stürzen, dann ergibt das ein Kalorienplus. Wer Süßstoffe als Alibi verwendet, mehr

Kalorien über andere Quellen zu importieren, wird pummeliger. Tatsächlich kann ein vernünftiger Einsatz von Süßstoffen die Kalorienlast ordentlich senken, also durchaus beim Abnehmen helfen. Das funktioniert, solange der Blick auf andere Energielieferanten klar bleibt.

Schweinchen Dick mag Süßstoffe

Es hält sich auch hartnäckig das Gerücht, dass Süßstoffe in der Schweinchen- und Kälbchenzucht eingesetzt werden, damit die Tiere schneller gewinnbringendes Gewicht auf die Rippen packen. Ganz falsch ist das nicht: Wenn die Tierbabys von den Zitzen ihrer Mutter abgezogen werden, um dann auf das gewöhnliche Festfutter umzusteigen, werden durchaus Süßstoffe verwendet. Doch dabei geht es nur darum, den Übergang von der süßen Muttermilch auf das normale Futter zu erleichtern. In der Mastphase ist das Futter frei von Süßstoffen. Wenn du das nicht glaubst, frage bei einem Bauer deines Vertrauens nach. Mein Onkel ist Bauer Und wir haben schon viele Gespräche über dieses Thema geführt.

Voooorsicht ...

Wenn es um die Ernährung geht, solltest du immer kritisch bleiben – bitte auch mir gegenüber! Das lateinische Sprichwort »cui bono«, zu Deutsch »Wem nutzt es?«, könnte neue Perspektiven eröffnen. Stevia, seit 500 Jahren im Einsatz, wurde in der EU erst zugelassen, als die Industrie ein Extrakt daraus patentieren konnte. Ist das nicht seltsam? Und mal ganz verrückt gedacht: könnte die Zuckerindustrie dahinterstecken, wenn das Netz voller Aspartam-Horrormeldungen steckt? Sie hatte damals sehr mit dem Aspartamhype zu kämpfen. Die Studien, die solche Schreckensgeschichten untermauern, von wem könnten die womöglich finanziert sein? Fragen über Fragen, auf die sich nur schwer Antworten finden lassen und von Verschwörungstheoretikern gerne verbreitet werden.

Wenn der kluge Menschenverstand sagt, weniger Kunst- und Industrieprodukte zu essen, klingt das nur vernünftig. Deshalb sage auch ich: Je weniger Kunstsüße, und dazu zähle ich jetzt auch mal den gewöhnlichen Zucker, weil auch der Millionen Jahre lang nicht aus der Zuckerrübe gepresst oder dem Zuckerrohr gekratzt wurde, desto besser! Aber wenn es mal süß sein soll, dann möchte ich dir hiermit einfach ein bisschen die Angst vor einer Süßstofftablette oder einem Süßstoff-Drink nehmen. Du bist mündig und entscheidest, was du mit diesen Infos anstellst. Ich habe mich entschieden, möglichst wenige Süßstoffe in meiner Ernährung zuzulassen. Diät-Cola und Co. trinke ich nicht. Das hat aber eher mit dem anderen Zeug zu tun, was da drin den Freischwimmer macht (z.B. Phosphorsäure). Süßstoffe lasse ich nur zu, wenn sie sich in einem Eiweißshake befinden, den ich hin und wieder trinke. Da bekomme ich ganz sicher keine Panik.

Das Salz in der Suppe

Immer und immer wieder ist es zu lesen: Wir futtern zu viel Salz, bekommen Warnhinweise von Professoren, Doktoren und Ernährungsberatern. Weil das Gewürz den Blutdruck erhöhen soll, also den Hauptübeltäter des stillen Killers Nr. 1 fördert: den Herzinfarkt. Was ist dran?

Eine Zeitreise ...

Die Blutbahnen schlängeln sich mit einer Gesamtlänge von zirka 100 000 Kilometer durch unseren Körper. So viel Wegstrecke braucht einen kräftigen Antriebsmotor: Das Herz. Und das muss ordentlich pumpen. Vor vielen Millionen Jahren liefen unsere Vorfahren auf allen Vieren. Dann kam der aufrechte Gang. Unsere Blutpumpe musste dadurch viel mehr gegen die Schwerkraft ackern, den Lebenssaft vom großen Zeh bis ins Dachgeschoss liefern. Der Blutdruck spielt dabei eine wichtige Rolle. Und auch das Blutvolumen ist relevant. Um das aufrechtzuerhalten, spielt Salz, beziehungsweise das Natrium im Kochsalz, eine sehr wichtige Rolle: Es bindet Wasser.

Da der Organismus über viele Millionen Jahre täglich nur etwa ein Gramm mit der natürlichen Nahrung aufnahm, musste er mit der Ausschwemmung über das Schwitzen – Schweiß schmeckt bekanntlich salzig – sehr vorsichtig sein. Die Evolution der Menschen begann in der heißen Savanne. Der Schweiß sorgt über die Verdunstung an der Hautoberfläche für die wichtige Kühlung. Wir haben seit einigen Millionen Jahren kein Fell mehr, weil die Hautverdunstung erheblich kühlender ist, als mit starkem Fell um den Torso. Die Körpertemperatur konnte somit konstant auf knapp 37 Grad Celsius gehalten werden. Hätten unsere Vorfahren da viel Salz beim Schwitzen verloren, wäre der Blutdruck gesunken. Blöd, wenn da plötzlich ein Säbelzahnraubkätzchen mit knurrendem Magen den Weg kreuzte: Kein Druck im Blut, keine Power in den Muskeln. Denn ein niedriger Blutdruck führt bei plötzlich höherer Belastung zu Schwindel. Der Steinzeitmensch wäre mit niedrigem Blutdruck schon auf den ersten Sprintmetern bewusstlos vor die Beißerchen des Verfolgers gekippt.

Ist eine General-Entsalzung nötig?

Das Essen heute ist in der Regel gesalzen. Salz findet sich in unzähligen Produkten. Für mehr Geschmack und nach wie vor zur Konservierung, insbesondere in Fleisch-, Wurst- und Dosenwaren. Aber erwischt es nun jeden mit einer Blutdruckerhöhung, weil das Salz mehr Wasser zieht und sich dadurch der Druck auf die Gefäße erhöht? Nein! Nachweislich ist das eben nicht der Fall.

Als sich unsere Vorfahren aus der Savanne nach Europa aufmachten, musste sich deren Genetik im Laufe der vielen Generationen anpassen. So herrschen in Nord-Europa erheblich niedrigere Temperaturen, insbesondere während der Jahrtausende andauernden Eiszeit. Hier lag die Durchschnittstemperatur im Juli bei zirka 5 Grad Celsius. Schwitzen war bei diesen Temperaturen unnötig. Je weiter unsere Vorfahren demnach Richtung Norden zogen, desto weniger mussten sie sich gegen den Salz- und damit verbundenen Blutwasserverlust schützen. So bildete sich im Laufe der weiteren Evolution eine Genvariante, die sehr viel mehr Salz ausschwemmen konnte. Und zwar mit dem Urin und mit dem Schweiß.

Wer demnach eine Genvariante der Savannen-Urbevölkerung in sich trägt, wird bei der Salzaufnahme erheblich mehr Wasser speichern, da der Körper die Ausscheidung begrenzt. Dann kann der

Blutdruck steigen. Hat man aber das Glück, die Genvariante der Nordeuropäer in sich zu tragen, geht der Körper verschwenderisch mit dem Salz um: beim Schwitzen sowie über den Urin geht wieder viel verloren. Der Druck im Blut bleibt konstant. Gut für die Gefäße, besser für die Gesundheit.

Es macht durchaus Sinn, gelegentlich die Geschmacksnerven zu entsalzen, damit diese wieder sensibler werden. Wer aber Backwaren, Dosen- und Fertigfutter möglichst meidet und nicht frisch verliebt sein Essen unter einem Salzberg begräbt, der braucht sich darum keine Sorgen zu machen. Hier passt wieder der Spruch: Die Dosis macht das »Gift«.

Welches Salz soll man verwenden?

Bei Himalaya Salz bin ich kritisch. Schon der Name ist verwirrend: das Zeug kommt nicht aus dem Himalaya-Gebirge, sondern aus einer pakistanischen Provinz. Uns wird verkauft, dass es wegen der angeblich enthaltenen knapp 84 körperähnlichen chemischen Verbindungen viel gesünder sei. Ein weiterer Grund ist, weil es dieselbe »energetische Schwingung« haben soll wie unser Körper. Für mich schwingt viel Esoterik mit. Kritik ist mit einem gesunden Menschenverstand durchaus angebracht.

Dieses spezielle Salz soll auch so toll sein, weil es über zwei Millionen Jahre alt ist. Ich hatte mir vor einem Jahr eines gekauft, mit Haltbarkeitsdatum bis 2016. Da liegt das Salz Millionen Jahre rum, und kaum kommt es zu mir nach Hause, beginnt der Countdown.

Ich verwende lieber gewöhnliches Meersalz und meine, dass dies auch eher unseren Ursprüngen entspricht. Denn irgendwann sind wir mit unseren Flossen aus dem großen, gesalzenen Teich an Land gekrabbelt und haben die Schwimmpedale gegen unser Fahrwerk, sprich Beine, eingetauscht. Warum also hier nicht »Back to nature?« Da reicht es schon, wenn du das Fertigfutter, Dosenkram und Tiefkühlpizzen öfter im Regal stehen lässt und selbst zu Hause Hand anlegst. Beim Kochen meine ich jetzt.

»Ich leide unter einer Schokoladenallergie.«

»Was passiert denn, wenn du sie isst?«

»Mein Körper schwillt langsam an.«

Hilfe, mein Essen will mir was tun!

*E*ssen scheint heutzutage für viele sehr riskant zu sein. Immer mehr Unverträglichkeiten werden teilweise durch ein Blutbild entdeckt, worauf dann ein genau abgestimmter Ernährungsplan den Alltag oder zumindest den Einkauf bestimmt. Das sind selbstverständlich »First-World-Problems«. Denn man darf dabei gar nicht an die Menschen denken, die froh wären, wenn sie das im Topf hätten, was wir uns heute nicht zu essen trauen.

Hollywoodstars haben es wieder einmal vorgemacht: Kaum taucht ein Artikel über einen Superstar auf, der nun konsequent auf zum Beispiel glutenhaltige Produkte verzichtet, entsteht bald danach hier in Übersee eine ganze glutenfreie Industrie. Spätestens seitdem zu vernehmen war, dass Gwyneth Paltrow ihre Kinder glutenfrei ernährt, hat das Zeug Starpotential. Aber es geht dabei nicht nur um reines Nachmachen eines Idols, die Leute werden auch sensibilisiert. Viele Menschen spüren, dass sie bestimmte Lebensmittel einfach nicht gut vertragen. Und deshalb rate auch ich denen, die eine Vermutung bezüglich einer Unverträglichkeit haben, auf den eigenen Bauch zu hören. Hierbei kann das Eliminierungsfasten helfen. Mit dieser Modifizierung des klassischen Fastens kannst du herausfinden, ob dir vielleicht das eine oder andere Lebensmittel auf den zweiten Blick vielleicht doch nicht so gut tut.

Weizen, Obst und Milchprodukte – für viele klingt das gesund. Doch 70 Prozent der Menschen leiden an einer unterschwelligen Unverträglichkeit auf Inhaltsstoffe, die sich in diesen Lebensmitteln verstecken! Und die Haupt-Übeltäter sind Gluten, Fruktose und Lactose. Der Konsum löst nicht immer spürbar gesundheitliche Beschwerden aus, und doch leidet der Bauch und demzufolge die Gesundheit. Sie reizen oft unterschwellig die Immunabwehr und die Verdauung. Nutze deine Fastenzeit, um die drei potentiellen Unruhestifter zu testen.

Das Eliminierungsfasten unterteile ich in zwei Phasen, jeweils 14 Tage.

Phase 1: Mit Weizen geizen

Weizen und Weizenprodukte stehen dem Menschen erst seit zirka 10 000 Jahren in großen Mengen zur Verfügung. Das ist nicht lange, wenn wir bedenken, dass sich unsere Ur-Ahnen über mehrere Millionen Jahre entwickelten. An Mumien wurde festgestellt, dass mit dem Weizenkonsum die Gehirnmasse im Laufe der nachfolgenden Generationen um zirka 150 g schrumpfte, das erste Mal Arteriosklerose festgestellt wurde und auch die Körpergröße zurückging. Schon das deutete auf eine gewisse Unverträglichkeit auf dieses noch relativ junge Nahrungsmittel hin. Einer der Hauptverdächtigen soll Gluten sein, ein Klebereiweiß, das im Weizen und auch einigen anderen Getreidearten vorkommt. Und genau darauf reagieren viele Menschen mit Müdigkeit, manchmal Unwohlsein nach Nudel-, Brot- oder Brötchenverzehr, diversen Verdauungsproblemen bis hin zu chronischen Darmentzündungen.

Gib deinem Darm 14 Tage Zeit, um dir zu zeigen, ob er mit dem Getreidekleber klarkommt: verzichte 14 Tage auf typische Weizenlieferanten wie Nudeln, Brot- und Backwaren! Ohne Ausnahme. Nur zwei Wochen. Achte dringend auf die Zutatenliste: Sobald hier »Weizen« auftaucht, Finger davon lassen. Auch andere Getreidearten wie Hafer, Gerste, Roggen sind glutenhaltig. Doch nichts reizt den Darm und die Immunabwehr so sehr wie der gezüchtete Hochleistung-Weizen. Glutenfrei sind Hirse, Quinoa, Amaranth und Buchweizen, natürlich auch Mais, Kartoffeln und Reis.

Phase 2: Milch- und Obst-Fasten

Die Süße der Milch kommt über den Milchzucker, die »Laktose«. Die Laktose besteht aus den beiden Einfachzuckern Galaktose und Glukose, die miteinander verbunden sind. Im Darm müssen diese beiden mit Hilfe des Enzyms »Laktase« auseinander geschnitten werden, damit sie die sehr engmaschige Darmwand passieren können. Ist zu wenig Laktase vorhanden, wird der Milchzucker nur unvollständig zerschnipselt. Der unverdaute Zweifachzucker rutscht weiter in den Dickdarm, wo er mittels Bakterien abgebaut wird. Das kann zu unangenehmen Verdauungsproblemen führen, was nicht nur dir, sondern auch deinem unmittelbares Umfeld stinken wird. Wortwörtlich!

Eine ähnliche Problematik gibt es sogar noch öfter mit Fruktose, dem Fruchtzucker. In größeren Mengen steckt der natürlich in Früchten. Unsere Vorfahren haben sehr viel weniger Früchte und damit Fruktose gegessen. Und Säfte getrunken haben sie erst recht nicht. Erst seit wenigen

Jahrzehnten sorgen das hochgezüchtete, süße Obst und die Fruchtsäfte für eine gigantische Fruchtzuckerflut, mit der heute geschätzte 30 Prozent der Bevölkerung ab einer bestimmten Menge nicht klarkommt, wenn zu viel davon im Verdauungskanal landet: Denn der Einfachzucker Fruktose braucht im Darm einen ganz speziellen Transporter (GLUT5), um durch die Darmwand ins Blut zu kommen. Sind zu wenige vorhanden, rutscht der Rest in den Dickdarm und es geschieht dasselbe wie mit der Laktose.

Richtig blöd ist: Laktose- und Fruktoseunverträglichkeiten kommen oft zeitgleich vor. Deshalb ist es in Phase 2 wichtig, die nächsten 14 Tage zunächst auf typische Laktose- und Fruktoselieferanten zu verzichten. Soll heißen: keine Milch, kein Joghurt, kein Quark. Ausnahme: Sojamilch, Mandelmilch und ähnliche Milch-Alternativen. Auch Hartkäse ist erlaubt, weil er kaum Laktose enthält. Und so genannte Minus L-Produkte. Die gibt's im Supermarkt, da wurde der Milchzucker schon vor dem Abfüllen aufgespalten, deshalb schmecken die auch etwas süßer. Und auch kein Obst. Erst recht keine frisch gepressten Obstsäfte oder Fruchtnektare! An Vitaminmangel wirst du nicht sterben. Die stecken ja auch in anderen Lebensmitteln, wie zum Beispiel Gemüse. Und Gemüse liefert erheblich weniger Fruktose. Verzichte in Phase 2 am besten auch auf süßes Gemüse wie

Karotten, gelbe und rote Paprika. Jetzt kommt der schwierigste Part: Verzichte in Phase 2 unbedingt auch auf den Zucker »Saccharose« beziehungsweise »Haushaltszucker«. Lese die Zutatenliste! Dieser Zucker ist ein Zweifachzucker. Er besteht aus einem Teil Glukose, der in Bezug auf Unverträglichkeit unbedenklich ist, und aus einem Teil Fruktose. Der gewöhnliche Haushaltszucker ist somit ein trojanisches Fruktose-Pferd!

Modernes Fasten – Urlaub für den gestressten Darm!

Wenn du unter einer dieser Unverträglichkeiten leidest, wird das eine sehr interessante Zeit für dich! Auch, weil sich diese Zeit auf deine Figur auswirken kann: auf größere Mengen Fruchtzucker und Getreideprodukte zu verzichten, macht auch deinen Fettzellen schwer zu schaffen. Die ziehen sich beleidigt zurück, weil sie keinen Nachschub bekommen. Ein netter Nebeneffekt.

Nach den jeweiligen Phasen baust du einfach wieder kleinere Mengen der Dinge ein, auf die du 14 Tage verzichtest hast. Und dann leg sozusagen dein Ohr an den Bauch. Eine eventuelle Verschlechterung deines Wohlbefindens ist dann ein guter Gegencheck, auf was du wirklich reagierst.

Wie oft essen wir eigentlich?

Oft werde ich gefragt: »Wie viele Mahlzeiten sind denn nun optimal?« Meine Antwort: Mal so, mal so. Wer sich eiweißbetont ernährt und Kohlenhydratfüllstoffe wie Zucker- und Weißmehlprodukte gut im Griff hat, der kann auch mehr als viermal am Tag seine Beißerchen beschäftigen. Insbesondere, wenn diese Person Sportler ist, Muckis hat, die das dauergetankte Kohlenhydrat-Muskelbenzin auch wieder verbrennen. Die Mehrzahl kommt aber mit drei sattmachenden Mahlzeiten gut über den Tag. Wichtig ist: Zwischendurch einfach mal die Klappe halten, also keine Kalorien importieren. Und genau hier lauert die wohl größte Gefahr für die Figur überhaupt.

Da war doch noch was!

Viele leiden unter einer pseudopsychischen Erkrankung: der Naschdemenz! Ständig landet irgendwas im Mund, ohne dass wir es bewusst wahrnehmen: Mal hier ein Stückchen Schokolade, mal dort ein Schluck Saft. Nur ein Löffelchen Zucker im Kaffee? Das aber viermal am Tag. Und die Banane darf zwischendurch auch nicht fehlen. Ist ja nur Obst und damit gesund. Ach ja, wenn die Kollegin Geburtstag hat, wird das Stück Kuchen den Braten auch nicht fett machen. Wer hat denn die selbstgebackenen Kekse in die Büroküche gestellt? Lecker! Das sind doch alles nur »Kleinigkeiten«. Oder etwa nicht?

Summiert ergeben diese Kleinigkeiten oft ein ordentliches Sümmchen auf dem Kalorienkonto. Die können am Ende des Tages eine Hauptmahlzeit aussehen lassen wie einen Appetizer. Wer sich keine kalorische Pause gönnt, schickt die Fettverbrennung in den Ruhestand. Rechne nach: Wer täglich zusätzlich nur 100 Kalorien oral verschwinden lässt, packt sich pro Jahr über 35 000 Extra-Kalorien aufs Konto. Umgerechnet in Fett sind das stolze 5 Kilogramm.

Der Fotobeweis!

Leidest du möglicherweise unter Naschdemenz? Finde es heraus! Fotografiere mit deinem Smartphone oder Handy mindestens vier Tage lang alles kurz bevor es in die Futterluke eintaucht. Wenn der Fotospeicher schon nach zwei Tagen voll ist, weiß du auch, wo die Naschplauze herkommt. Diese Aktion hat aber auch einen wunderbaren Lerneffekt: Du unterbrichst die unbewusste Handlung des Nebenher-Essens durch den bewussten Prozess des Fotografierens. So hast du ganz kurz die Möglichkeit, dich zu fragen »Muss das jetzt wirklich sein?«. Schreit es dann ein innerliches »Ja!«, dann passt das auch. Nur mit dem Unterschied, dass du es jetzt zumindest genießen kannst. Und alles, was bewusst genossen werden kann, gehört zu einer gesunden Ernährung.

Möglicherweise ertappst du dich dann aber bei dem Gedanken, dass es eigentlich Blödsinn wäre, jetzt zu naschen. Weil es zum Beispiel in einer Stunde Mittagessen gibt. Dann hilft dir vielleicht der Spruch, der mich schon unzählige Male vor völlig unnötigen Fressereien bewahrt hat:

**»Eine Minute Geschmack auf den Lippen.
Aber ein Leben lang auf den Rippen!«**

Ich liebe Schokolade! Sie ist ein Genuss. Und vermutlich Gottes Entschuldigung für den Geschmack von Rosenkohl. Ich esse sie und es tut mir gut! Nur eines mache ich nie, nie, niemals: Ich esse niemals Schokolade, wenn ich Hunger habe! Denn Hunger ist ein Signal des Körpers, dass er hochwertige Lebensmittel braucht, damit er dich fit hält. Daher esse ich dann vernünftig, gesund, bewusst, um danach dann ein schönes Stück Schokolade zu genießen. Würde ich vorher die Schokolade essen, würde sie mir nur den Platz – und den Appetit – für Hochwertiges wegnehmen. Das Recht hat sie nicht.

Wie geht denn nun »Gesunde Ernährung«?

Im Prinzip ist gesunde Ernährung einfach, nur ist die Fachsprache hierzu abtörnend: mehr Biokatalysatoren, mehr Dihydrogenmonoxid, ausreichend essentielle Aminosäuren, mehr Eicosapentaen- und Docosahexaensäure, dafür weniger Mono-, Di-, Oligo- und Polysaccharide. Das war´s! Ganz einfach und verständlich. Zumindest für Wissenschaftler, Doktoren und Ärzte mit Hang zu Kompetenzverstärkern.

Ich nenne es einfach so: Mehr Vitalstoffe, Wasser, Eiweiß, Omega 3-reiche Öle und fettigen Fisch, dafür etwas weniger Kohlenhydrate. Klingt nicht so wichtig, ist aber richtig und verständlich. Alle mir bekannten, erfolgreichen Konzepte (einschließlich meiner »Ich bin dann mal schlank«-Methode) basieren im Prinzip auf diesen fünf Kernpunkten. Das Rad der Ernährung kann auch ich nicht neu erfinden, aber ich möchte, dass es möglichst rund läuft. Und dass du dann wieder gerne mit diesem Rad fährst.

Wir haben beim Thema »gesunde Ernährung« kaum ein Wissensproblem, sondern ein Umsetzungsproblem. Jeder weiß, dass Gemüse gesünder ist als Gummibärchen. Jeder weiß, dass Wasser das gesündeste Getränk ist. Jeder weiß, dass Selbstgemachtes meist einen höheren Nährwert hat als Industriefertigfutter. Aber nur wenige setzen das vorhandene Wissen um. Aufklärung bringt demnach nur oberflächlich etwas. Der Kopf ist voller guter Vorsätze »Ich will mehr Obst essen«, aber der Bauch grummelt dazwischen: »Nimm Toffifees. Da stecken auch Kerne drin!« – Wer dieses Tauziehen meistens gewinnt, ist leider oft nur zu deutlich sichtbar: Der Bauch trägt voller Stolz seine Siegestrophäe vor sich her und präsentiert sie überall in der Fußgängerzone und freischwebend in den Schwimmbecken öffentlicher Bäder.

Täglich wird eine neue Sau durchs Dorf getrieben: Boulevardblätter versprechen jede Woche neue Diäten, die das Fett von den Rippen ziehen sollen, wie eine nasse Tapete von der Wand. Und obwohl jede Frau jede Lüge ihres Mannes sofort enttarnen kann, glaubt sie den Boulevard-Blättchen-Diäten Woche für Woche aufs Neue, wenn es wieder heißt: »Mit der neuen Hammer-Diät streifen Sie endlich die leidlichen Kilos in Rekordgeschwindigkeit ab.«

Lass den Bauch machen!

Der Bauch entscheidet über unser Verhalten! Er hat das Kommando und muss zufriedengestellt werden. Er muss spüren, was gut und schlecht für uns ist. Der Bauch steht als Synonym für das Unterbewusstsein und reagiert am besten auf eine bildreiche Sprache, auf Metaphern, auf Humor. Bei ihm muss es »klick« machen! Nur dann macht er das mit, was der Kopf sich in den Kopf gesetzt hat.

Was ist die beste Diät?

Es gibt nicht die beste Diät! Jeder reagiert auf andere Inhalte, hat andere »Baustellen«, mag andere Lebensmittel, vertraut anderen Menschen. Mach dir einmal klar: Wenn du drei- bis fünfmal am Tag isst, macht das pro Jahr zwischen 1.000 und 2.000 Mahlzeiten. Rechne das einmal auf dein aktuelles Lebensalter hoch! Wenn du diese wortwörtlich festgefressene Ernährungsstrategie schlagartig verändern willst, brauchst du einen emotional aufgeladenen Grund. Nur wenn der Sog oder der Druck groß genug sind, haben wir eine Chance auf rapide Veränderung. Doch wer hat das schon? Meist stehen unsere Figur- und Fitnessziele hinter dem Genuss von Burgern,

Butterkeksen und Bier. Und werden dadurch übersehen.

Eine Idee von gesunder Ernährung

Wenn du dich nicht gerade frisch verliebt hast oder gegen eine bedrohliche Krankheit kämpfst, dann gehe den Weg der kleinen Schritte. Ich empfehle in meiner »Ich bin dann mal schlank«-Methode den perfekten Tag – diesen einen Tag in der Woche, an dem du dich gesünder ernährst und ein bisschen mehr bewegst als gewöhnlich. Nur ein Tag! Aber den wiederholst du konsequent Woche für Woche. Du wirst bald feststellen: Er tut dir sehr gut. Und das wird deinen Bauch eher überzeugen, als dich durch verkopfte Diäten zu quälen.

Überschätze nicht, was du in einer Woche erreichen kannst. Aber unterschätze auch nicht, was du in einigen Monaten erreicht haben wirst.

Ganz nebenbei wirst du sehr bald einiges aus diesem Tag in andere Tage übernehmen. Und zwar aus dem Bauch heraus, nicht mit kopflastiger Disziplin. Du erkennst: Das ist keine Hau-Ruck-Methode. Ich bin eben kein Mann für die schnelle Nummer! Da gibt es andere. Die sind aber nach der Nummer auch schnell wieder weg und die Kilos kommen zurück und bringen noch ein paar Kumpels mit.

Wir unterschätzen die uralte Kompetenz des »Bauchgefühls«. Der Bauch steht dabei repräsentativ für unser viele Millionen Jahre altes Ernährungsprogramm, das sich im Zwischen- und Stammhirn festgekrallt hat. Der »wissende Kopf« beziehungsweise die Großhirnrinde ist verhältnismäßig jung und versteht natürlich die Logik und Notwendigkeit für gesündere Essgewohnheiten, kann sich aber nur schwer durchsetzen, sofern die Zielsetzung nicht emotional aufgeladen ist. Wenn du diszipliniert bei der Arbeit deine Dose mit dem Salat öffnest, wird es nicht einfacher, wenn deine Kollegen frotzeln »Gehst du jetzt damit raus dein Essen anlocken?« Da kämpfst du dann emotional an zwei Fronten.

Emotionen sind viel stärker als rationale, also vernünftige Entscheidungen! Und wenn wir zu kopflastig an eine Ernährungsumstellung oder Diät rangehen, ist der Bauch ausdauernder, holt dich wieder in dein über Generationen weitergereichtes und über Jahre antrainiertes Essverhalten zurück.

Ausreden, Ausreden, Ausreden

Und damit sich dein Kopf nicht ganz so doof vorkommt, denkt der sich logisch klingende Ausreden aus. Dann liegt es eben an der hyperaktiven

Darmflora. Oder wir googeln nach der Sache mit den schweren Knochen. Oder schieben es auf die Genetik. Die spielt natürlich auch eine Rolle: so kennt jeder mindestens eine Person, die essen kann, was sie will. Egal, was dort im Mahlwerk verschwindet – die sehen immer aus wie ein tapezierter Knochen. Sie sind zwar nicht so häufig vertreten, da die Dünnen früher eher verhungert sind oder einfach keine Zeit fanden, sich fortzupflanzen, weil sie ständig auf Futtersuche waren, aber sie sind da.

Besser durchgekommen ist die Variante am anderen Ende der Genetik-Skala. Nämlich die, die in der Sauna nur einmal tief den Himbeer-Joghurt-Aufguss einatmen müssen und zack ... 2 Kilo mehr auf der Waage haben. Unfair! Unfair ist es aber auch, nun alles auf die mangelhafte Genetik zu schieben. Denn bei allem Respekt: Wer ein paar Genusskilos zu viel herumtransportiert – der Wind hat sie nicht draufgeweht!

Da muss man ernährungstechnisch irgendwo falsch abgebogen sein. Meist erst nach der Hochzeit. Denn davor waren viele auf dem »Markt« und mussten mittels vorzeigbarer Figur ihren »Wert« erhalten. Da war die Motivation hormongetrieben, also emotional. Um dann als frisch Verliebte mit Schmetterlingen im Bauch kaum noch ans Essen zu denken und auch an »Bewegung«, vor allem abends mehr Spaß zu haben. Blöd nur: sobald die

Schmetterlinge verdaut waren, kam der Appetit wahrscheinlich zurück. Anschließend wurde dann geheiratet und seitdem gehen beide gemeinsam durch dick und dünn. Und oft auch gemeinsam von dünn nach dick. Weil zusammen Essen auch irgendwie verbindet und man dadurch auf der Couch auch mehr zusammenrutscht. Zwangsläufig mit wachsendem Umfang, denn die Couch dehnt sich ja nicht aus. Das einst so süße Versprechen »Wir wollen niemals auseinander gehen« wird nach ein paar Jahren Ehe doppeldeutig.

Essen ist stark emotional verankert. Wenn wir einfach etwas wegnehmen, ohne es adäquat zu ersetzen, holt uns der Bauch wieder auf Spur. Und der Kopf mit seinem ganzen Gerede über Disziplin bleibt der Loser. Essen ist überlebensnotwendig. Und alleine schon deshalb sehr stark emotionalisiert. Diese Emotionen müssen wir beim Essen berücksichtigen. Wie also bekommen wir den Bauch dazu, das zu tun, was der Kopf sich in den Kopf gesetzt hat? Zwei der entscheidendsten Grundsätze möchte ich mit dir teilen: Essen muss schmecken und Essen muss satt machen!

»Schatz, hast du gekocht?«
»Ja. Es gibt das Gleiche wie gestern!«
»Aber gestern gab es nichts!«
»Ich hab für zwei Tage vorgekocht.«

»Hast du was im Kühlschrank,
was nicht dick macht?«
»Ich könnte ein paar Eiswürfel auftauen.«

Essen *muss* schmecken!

*W*as sich einfach anhört, wird dann eine Herausforderung, wenn wir abnehmen wollen. Einige Diäten können das schlicht nicht leisten. Kohlsuppendiät? Die mag mal ein paar Tage ganz nett sein. Aber irgendwann schmeckt die eher wie ein Laternenpfahl an der Hundewiese. Und zwar ganz unten! Der Kopf kann mit noch so viel Disziplin das Durchhalten einfordern. Auf lange Sicht wird uns der Bauch wieder ins Schlaraffenland zurückholen. Und dann umso mehr den vorherigen Verlust kompensieren.

Der Trick, das Essen so richtig schmackhaft zu machen und dabei noch abzunehmen, ist einer, der das Weltbild von einigen durchaus auf den Kopf stellen wird: Iss mehr Fett!

Die Angst vor Fett hat uns fett gemacht

Für viele mag die Vorstellung zunächst sehr gewagt klingen. Liefern doch Fette viel mehr Kalorien als Kohlenhydrate und Eiweiß. Jahrzehnte wurde uns immer wieder eingetrichtert, dass wir Fett einsparen müssen. Das haben wir ja auch fleißig gemacht. Insbesondere die Amerikaner, die das ja beinahe 30 Jahre lang bis zum Exzess umgesetzt haben: Dort gibt es fettfreien Käse, fettfreie Chips und sogar fettfreie Butter! Also fettfreies Fett. Das ist wie die unbefleckte Empfängnis. Die klappt auch nur bestenfalls alle 2000 Jahre. Aber die Amis, die haben es wieder hinbekommen. Diätwahnsinnige benutzen wahrscheinlich sogar fettarme Sonnenmilch. Und es ist einfach nur lächerlich, wenn auf einer Packung Weingummi »ohne Fett« steht und zum figurbewussten Einkauf animieren soll. Das ist dann wohl genau so sinnfrei, als würde auf einer Gurke ein Sticker kleben »Garantiert alkoholfrei«. Laufen nach diesem entfetteten Langzeitexperiment drüben überm Teich nur noch Gazellen herum? Quatsch. Die Amis sind in dieser Zeit nachweislich im gleichen Zuge immer flauschiger geworden, wie die Fette aus dem Essen geschnitzt wurden. Der Grund: Zum einen muss der Geschmack ja irgendwo herkommen! Wenn der Geschmacksträger Fett minimiert wird, muss er eben durch Zucker ausgeglichen werden. Zum anderen fallen durch den Fettwahn auch viele hochwertige Eiweißprodukte mit durch das Raster: zum Beispiel fettreiche Milchprodukte wie Feta, Mozzarella, 20 Prozent oder 40 Prozent-Fett-Quark, fettreicher Käse, Eier wegen des Eigelbs, fettreicher Fisch und Nüsse. Wer nun davon aufgrund der Fettphobie weniger isst, nimmt ja nicht generell weniger zu sich, sondern haut dann bei den eher von Natur aus fettarmen Produkten mehr rein. Gut, dass Getreideprodukte wie Cornflakes und Weißbrot, natürlich auch Gummibärchen wenig Fett liefern. Blöd aber, dass genau diese Mais-, Weißmehl- und Zuckerlieferanten uns zum Nimmersatt machen.

Blutzuckerachterbahn

Mais-, Weißmehl- und Zuckerprodukte landen aufgrund ihres Aufbaus sehr schnell als Glukose, also Zucker, im Blut. Der Blutzuckerspiegel steigt rapide schnell an und klettert hoch ins Gehirn. Unser Gehirn liebt Zucker, weil er als schnelle Energiequelle genutzt werden kann. Deshalb belohnt es uns bei Ankunft der Zuckerflut mit Synapsenfasching – wir fühlen uns gut! Die Glückshormone tanzen Lambada im grauen Matsch. Genau das ist natürlich auch der Grund, warum alle Menschen auf diese schnelle Energie abfahren. Ich natürlich auch!

Nur haben wir die Gegenreaktion nicht wirklich auf dem Schirm. Die findet ein Stockwerk tiefer statt: Im restlichen Organismus ist der viele Blutzucker gar nicht willkommen. Denn ein dauererhöhter Zucker knabbert an unserer Gesundheit: Er macht zum Beispiel die Gefäße entzündlich, greift Nerven an. Das weiß unser Körper und schmeißt deshalb bei einem hohen Zuckerspiegel massiv Insulin aus der Bauchspeicheldrüse. Das Insulin fegt den Zucker ratzfatz in die Zucker-Parkplätze: zunächst wird der Leberspeicher vollgestopft, dann die Muskeln befüllt, vorausgesetzt, es sind noch ausreichend vorhanden. Denn: je weniger Muckis, desto weniger Parkplätze. Und der herumschwirrende Zucker, der nicht in Leber und Muskeln geparkt werden kann, wird in der Leber zu Triglyzeriden umgebaut – Speicherfett. Genau die fahren dann zum Langzeitparkplatz in das Depot auf Bauchnabelhöhe. Doch da gibt es noch ein weiteres Problem …

Licht aus!

Wenn der Blutzuckerspiegel mittels massivem Insulinaufgebot in den Keller gedrückt wird, werden die oben im Dachgeschoss nervös. Den Gehirnzellen geht zu schnell der Stoff aus. Wir spüren den Unterzucker. Nun wird notfallmäßig

die Großhirnrinde mit dem Sitz unserer Kontrollinstanz, und damit auch der Disziplin, komplett
auf Standby gestellt und unser Fahrwerk, die
Beinchen wandern wie automatisiert zur nächsten
verfügbaren Weißmehl- und Zuckerquelle, beglei-
tet von dem Mantra »Das brauch ich jetzt – das
ist Nervennahrung!«. Die Achterbahn startet zum
nächsten Looping. Genau dieses Achterbahnfah-
ren lässt uns dann über die Wochen, Monate und
Jahre erheblich mehr Kalorien essen und trinken,
als wir tatsächlich benötigen. Wir werden immer
teigiger.

Apropos Teig: Im Dorf- oder Großstadtdschun-
gel lauert eine Fast-Food-Gefahr, fernab von Burger und Co.

Vorsicht: Getreidedealer!

In Deutschland gibt es zirka 1500 McDonalds- und
über 700 Burger-King-Bruzzelstuben. Doch selbst
in der Summe ist das noch sehr wenig im Vergleich
zu den omnipräsenten Bäckereien. Denn davon
gibt es in Deutschland über 30000. Viele Figur-
Enthusiasten denken immer noch, dass das fettarme Getreideteilchen nicht im Fettdepot landet.
Das würde auch nicht passieren, wenn man sich
nur ab und zu vor die Getreidetheke beim Bäcker
verirren würde. Aber das Zeug besteht nun mal

aus Weizen oder einem ähnlichen Mehlvertreter. Und das weiße Mehl rutscht genauso hemmungslos schnell durch die Darmwand in den Blutkreislauf wie Zucker, um von dort aus als Blutglukose im Körper so lange herumzugeistern, bis er in den Muskeln verbraucht oder eben unverbraucht in die Fettzellen gestopft wird. Und die sind enorm dehnfähig! Fettzellen können sich auf die 200-fache Größe ausdehnen. Das strapaziert dann so ziemlich jede Leggings.

Ballaststoffe und gefälschte Brötchen

Das volle Korn enthält Ballaststoffe. Und die wirken wie ein Bremsfallschirm auf den Zuckeranstieg. Natürlich greifen Figurbewusste und halbwegs Aufgeklärte schon deshalb bevorzugt auf die dunkleren Brötchen in der Auslage des Bäckers. Fies ist nur, dass diese fast immer einfach dunkel gefärbt wurden. Das wird zum Beispiel mit Malz oder Rübensirup gemacht. Und die wirken noch wie eine zusätzliche Ölung auf den Blutzuckerachterbahnbetrieb. Sehr oft werden dann noch Alibikerne um die Kruste herum geklebt, damit es im Gesund-Tarnmäntelchen noch ein bisschen wertvoller aussieht. Außen hui, innen pfui.

Wohlklingende Namen wie »Weltmeister-«, »Mehrkorn-« oder »Wellnessbrötchen« perfektionieren noch diese Masche und ziehen so auch noch ein paar Extracents aus dem Geldbeutel der gesundheitsorientierten, aber ahnungslosen Bevölkerung. Diese Namen sind Schall und Rauch. Nur wenn ein Brötchen »Vollkornbrötchen« getauft wird, muss laut Gesetz auch mindestens 90 Prozent volles Korn drinstecken.

Was jetzt? Ist Panik angebracht?

Nein, es bleibt dabei: Essen ist erlaubt! Auch Weißmehl und Zucker. Wer sowas isst oder trinkt, wird nicht tot umkippen oder platzen. Zumindest nicht sofort. Es sollte nur das Ziel sein, den Mehl- und Zuckerkonsum so weit wie möglich zu reduzieren oder auch einfach nur mal ein Bewusstsein dafür schaffen, wo die sich überall verstecken.

Die besten Ausreden fürs Übergewicht

- *Waschbrettbauch? Hatte ich mal, stand mir nicht!*
- *Wer mich dick nicht mag, hat mich dünn nicht verdient.*
- *Das ist Muskelschutzgewebe!*
- *Ich bin nicht dick, das ist Trainingsgelände zum Streicheln.*
- *Hitze bringt Dinge dazu, sich auszudehnen. Ich bin also nicht dick, sondern heiß!*
- *Ich habe dicke Gedärme.*
- *Drunter bin ich extrem schlank.*
- *Ich habe Körpermumps.*
- *Ich bin nicht dick, ich bin specktakulär.*
- *Meine inneren Werte brauchen eben viel Platz!*

Im Prinzip reicht der Zucker, der in Gemüse, Obst und Milch bereits von Natur aus drin ist, völlig aus, damit die Lampen im Oberstübchen den ganzen Tag hell leuchten. Zumindest gesundheitlich gesehen. Und das ist nicht nur wichtig, wenn man seine Linie halten oder überhaupt erst erreichen möchte.

Die Nahrungsmittelindustrie hat sich natürlich darauf eingestellt, dass einige Gesundheitsstreber die Zutatenlisten von Produkten durchlesen. Verzichtet die Industrie nun etwa auf diesen extrem billigen Volumenbringer und Geschmacksträger? Natürlich nicht! Sie zieht dem Zucker einfach ein Tarnmäntelchen an. Sie benennt ihn anders: Glukose, Dextrose, Fruktose, HFCS (High Fructose Corn-Syrup), Fruchtzucker, Fruktose-Glukose-Sirup, Raffinose, Saccharose, Maltose, Malzzucker, Gerstenmalz, Maltodextrin, Invertzucker, modifizierte Stärke, Maisstärke, Dextrin, Weizendextrin, Laktose oder Süßmolke sind alles Aliasbezeichnungen, hinter denen sich Zucker versteckt.

Der heimliche Sieger heißt: Zucker

Doch damit hört die »Trickserei« noch nicht auf: Die Zutatenliste unterliegt dem Lebensmittelkennzeichnungsgesetz. Was an erster Stelle steht, macht den größten Anteil aus. Was an zweiter Stelle steht, den zweitgrößten. Und nun weiter in absteigender Reihenfolge. Steht einer der Zucker auf

Platz 1, macht das natürlich jeden Zuckerdetektiv sauer. Also werden sehr oft mehrere unterschiedliche Zucker in das Produkt reingebastelt, stehen dann zum Beispiel an Stelle 3, 4 und 5. Wenn die drei sich an der Hand nehmen, reicht es als Team womöglich für den 1. Platz. Ein süßer Sieg.

Daher ist es gut zu wissen, womit man es da zu tun hat. Zucker hat nämlich noch ganz andere unerwünschte Eigenschaften.

Untenrum Feierabend

Zucker kann unfruchtbar machen! Heißt das, die Dicken sterben aus? Löst sich das Problem der Fettleibigkeit damit von selbst? Das wäre ja das bewährte System aus der Evolution: Irgendetwas verändert sich, manche stellen sich besser darauf ein als andere, dann kommt die natürliche Auswahl, der Hammer fällt, nur die Fittesten kommen weiter. Meistens bedeutete das allerdings, dass sich unsere grauen Vorfahren oder Tiere der neuen Umgebung am besten angepasst haben, und das würde ja heutzutage heißen, dass diejenigen weiter kommen, die am besten mit Unmengen an Zucker klarkommen. Den Zucker in Form von Fett großflächig am Körper abzulagern, ist da aber nicht die Lösung. Dennoch müssen Menschen mit teigiger Figur nun nicht über die Schulter schauen, ob die

Evolution schon mit der Sense hinter ihnen her ist. Tatsache ist allerdings, dass Forscher herausgefunden haben, dass ein hoher Zuckerkonsum sich bei Männern negativ auf die Fruchtbarkeit auswirkt.

Schon klar, was einige Typen jetzt denken: »Dann trinke ich beim Abschleppen in der Disco noch ne Cola extra, dann brauche ich kein Kondom zu kaufen!«

Wer es aber mit der Familienplanung ernst meint, sollte erst recht auf seinen Zuckerkonsum achten. Der Satz »Ich finde dich total süß!« könnte nämlich künftig von einer Frau nicht mehr als Kompliment an einen Mann gemeint sein, sondern als Anspielung auf seine Zeugungskraft!

Was ist zu tun, damit auch das Gehirn zufrieden ist und nicht dauernd Zucker haben will?

Sparlampen an!

Was wir brauchen ist ein konstanter Blutzuckerspiegel, auf relativ niedrigem Niveau. Das Gehirn kommt auch mit wenigen Kohlenhydraten prima aus. Sofern es auf keine extremen Schwankungen reagieren muss. Daher wäre es sinnvoll, diese allgegenwärtige Kohlenhydratflut sinnvoll zu reduzieren. Und zwar genau da, wo es den meisten am einfachsten fallen wird: bei den Beilagen.

Nudeln? Schmecken nicht.

Kartoffeln, Nudeln, Reis einfach mal weglassen. Schmecken sowieso nicht. Ich weiß, du rebellierst. Frage dich einfach mal: Isst du Nudeln, Reis und Kartoffeln absolut pur? Mit gar nichts dran? Jetzt mal ehrlich: Lecker ist was anderes! Was genau macht denn die Beilagen so schmackhaft: Gewürze? Der geschmolzene Käse drüber? Soße? Es ist eben nicht diese Kohlenhydratbombe, was das Gesamtkonstrukt so lecker macht, sondern das Drumherum. Wie wäre es, wenn du einfach das bisherige Unten-drunter einmal gegen etwas enorm Kalorienarmes, Vital- und Ballaststoffreiches eintauschen würdest? Du ahnst vielleicht, welche Standard-Empfehlung nun kommt ...

Immer wenn ich sage, ich esse drei Tage nur Salat, fällt irgendwo eine Tafel Schokolade aus dem Regal und bricht sich ein paar Rippen.

GEMÜSÄÄÄÄÄH

Natürlich ist Gemüse sehr gesund. Aber es schmeckt eben nicht so lecker wie Pizza, Pommes und Pralinen. Und dass wir Letztere bevorzugen hat einen evolutionären Hintergrund. Schuld daran sind die Gene von Fred Feuerstein.

Im Neandertal ging es nur darum, möglichst viele Kalorien zu beschaffen. Sie waren die »Währung der Steinzeit«. So hat sich eine Art »Liste bevorzugter Nahrungsmittel« entwickelt. Kalorienbomben lagen schon damals hoch im Kurs, weil das Aufwand/Nutzen-Verhältnis besser war als beim Grünzeug: Natürlich hat sich ein Mammut sicher nicht durch gutes Zureden freiwillig das Fellkleid abgestreift, um sich dann über das Feuer zu hängen. Das war harte Arbeit, so ein dickes Ding zu verprügeln und auf links zu drehen. Aber es lieferte eine gewaltige Menge nützlicher Kalorien. Für das Äquivalent an Apfel-Kalorien hätte der Keulenschwinger wohl ganze Felder voller Apfelbäume schütteln müssen. Davon hätte er mehr Muskelkater bekommen.

Unsere Vorfahren bevorzugten natürlich auch früher schon Fast Food: Hasen – die waren damals schon verdammt schnell! Die sind aber auch nicht freiwillig zwischen zwei Brotscheiben gehopst. Und der Ur-Big-Mäc war einfach ein bisschen größer und hatte zwei gewaltige, unverdauliche Stoßzähne, die dafür aber dann den Jägern als Trophäe und Baumaterial für ihre Hütten dienten.

Gemüse stand aufgrund der lächerlich wenigen Kalorien vermutlich nicht mal unten auf dieser Lieblings-Essens-Liste, sondern auf deren Rückseite. Ich könnte mir auch gut vorstellen: Wenn wir über die Millionen Jahre leidenschaftliche Gemüse-Esser geworden wären, dann würden möglicherweise wir heute auf der Wiese stehen und Milch geben! Jetzt mal ernsthaft: die Evolution hat sich beim »Projekt Mensch« entscheiden müssen zwischen einem stark energieverbrauchenden Gehirn, das bis zu 25 Prozent der gefutterten Kalorien verbrennt, oder einem riesigen und damit ebenfalls sehr kalorienverbrauchenden Verdauungstrakt, der aus Grünzeug irgendetwas Nahrhaftes machen konnte. Nehmen wir die Kuh als Beispiel: Sie hat ein verhältnismäßig winziges Hirn, dafür vier Mägen. Ich bin froh, dass Mutti Natur sich fürs Hirn entschieden hat.

War früher noch ständig hoher Muskeleinsatz gefordert, beanspruchen die meisten heute nur noch ihren Denkmuskel. Wir benötigen deshalb natürlich viel weniger Kalorien. Doch die Steinzeit-Gene wollen noch immer das Körperkonto auffüllen und lenken uns gezielt zum Kalorienreichtum der Fast Food-Tempel und Füllstoffhersteller. Deshalb ist über die Hälfte deiner Nachbarn mittlerweile kalorisch gesehen »steinreich«, aber auch stein-schwer.

Noch nie war bei uns Kalorienarmut so wichtig wie heute. Gemüse ist das Figurgold der Neuzeit und versilbert unsere Gesundheit. Weil es die geringste Kaloriendichte bei größtmöglicher Vitalstoffdichte liefert. Gemüse aus dem eigenen Garten frisch gepflückt und geerntet ist natürlich unschlagbar. Aber wer hat schon eine eigene grüne

Scholle mit ausreichend Platz für eine Zucht von Grünzeug? Deshalb bin ich ein großer Fan von Tiefkühlgemüse. Weil das nach dem Ernten direkt gewaschen, danach schockgefrostet und verpackt wird. Die licht-, luft- und wärmeempfindlichen Vitamine bleiben so maximal wie möglich erhalten. Und Bio-Ware ist hier auch bezahlbar, gut für die Gesundheit und die Figur.

Anders als bei Auslegeware im Supermarkt, die eine Weile vor sich hin schwitzt, bis sie einer von uns ins Körbchen packt. Zumal es zu Hause meist auch noch eine Weile herumliegt, bevor es ausgelaugt und müde in unsere Verdauungsorgane wandert. Tiefkühlgemüse ist auch gut portionierbar, was die Praxistauglichkeit steigert. Aber bitte nicht tiefgekühlt kauen. Das kann Hirnfrost geben – dieses unangenehme Stechen im Kopf. Deshalb: Vorher auftauen lassen oder gleich im Schnellkochtopf zubereiten. Und schmecken tut es dann am besten, wenn du es kurz vor dem Servieren, im letzten Moment, durch Pommes ersetzt. Nein, Quatsch mit Soße, aber wenn du ordentlich viel Soße drüber gießt. Über das Gemüse, nicht über die Pommes.

Fette Soße!

Deshalb mein Tipp: Trau dich ruhig an fette Soßen. Damit das Grünzeug auch richtig gut schmeckt. So isst du es dann auch gerne und mehrmals wöchentlich. Du kannst übrigens Gemüse essen, bis dir das Zeug aus den Ohren wieder rausquillt – mit einer großen Kelle voll fettiger Soße hat das Gericht immer noch weniger Gesamtkalorien, als eine normale Portion Nudeln oder Reis mit fettarmer Soße.

So einfach kannst du ganz lecker eine Menge Kalorien sparen. Und mit dem soßenverzierten Gemüseberg sogar noch länger satt sein, weil es deinen Blutzuckerspiegel in Ruhe lässt, der viel später dann wieder kontrollierbar absinkt. So, dass du dann auch wieder kontrollierter essen kannst. Käse kannst du auch drüber schmelzen lassen. Natürlich echten Käse, keinen Analogkäse! Das ist künstlich hergestellter Käse. Da steht das Wort »anal« drin. Wer will denn so was essen? Dieser Ersatzkäse wird gerne in Billig-Pizzen, Bäckereiprodukten wie Käsestangen, Croissants und überbackene Brötchen, natürlich auch in Tiefkühlfertigprodukten verwendet. Weil die Industrie auch weiß: wer sich gerne von Fertiggerichten und Pizzen ernährt oder in Bäckereien einkauft, ist nicht unbedingt der gesundheitsbewusste Konsument. In der Regel fragt der Käufer im Laden auch nicht nach den Zutaten und liest eher keine winzig gedruckte Zutatenliste, wo man das Käseimitat unter Bezeichnungen wie »Wasser, Pflanzenfett, Milcheiweiß, Geschmacksverstärkern und Stärke« wiederfindet.

Statt Soße und Käse kannst du auch Öl drüber geben. Aber welche Fette beziehungsweise Öle sind denn gesund?

Wenn unser Organismus brennt!

Die Mär vom bösen gesättigten Fett hält sich so hartnäckig, wie einst Fidel Castro als Chef in Kuba. Aber er hat inzwischen abgedankt. Die Angst vor gesättigtem Fett sollte auch aus den Köpfen der Menschen verschwinden. Weil sich sonst die Gesundheitsapostel weiterhin konsequent auf die pflanzlichen Öle stürzen und sich Distel-, Sonnenblumen- und Maiskeimöl in die Küche stellen. Diese Standard-Öle sind aber durchaus kritisch zu betrachten, wenn wir nur diese über den Salat schütten oder zum Braten verwenden. Denn sie liefern enorme Mengen an ungesättigten Omega 6-Fetten. Diese sind durchaus überlebenswichtig. Sie wirken entzündlich, was für die Wundheilung und zur Infektionsabwehr wichtig ist. Aber wer zu viel Omega 6 in sich aufnimmt, der fördert Entzündungsprozesse, die nur wirkungsvoll vom Gegenspieler Omega 3 unterdrückt werden können.

Deshalb ist ein möglichst ausgewogenes Mengenverhältnis von Omega 6 zu Omega 3 sinnvoll und evolutionär gewollt. So war es auch Millionen Jahre lang, als sich unsere Vorfahren noch artgerecht ernährten. Heute aber langen viele bei den eben genannten Billigölen zu und stopfen sich mit Getreideprodukten voll. Getreide liefert aber auch Fett und wir essen es regelmäßig in Form von Nudeln, Brötchen, Müslis usw. Dieses pflanzliche Getreidefett enthält eine Menge Omega 6, kaum Omega 3-Fette. Diese winzigen Entzündungen, die daraus entstehen können, tun zwar nicht weh, stehen aber stark im Verdacht, dass sie die Grundlage aller Zivilisationskrankheiten sind.

»Und dann das Ganze mit 50 g Käse überbacken.«
Wie lustig. Die haben eine 0 vergessen. Na ja, Fehler sind menschlich.

So reagiert der Körper auf unterschiedlichste Weise auf diese Entzündungen: Beim einen zum Beispiel mit Arthritis, beim anderen mit Rheuma oder Herzkreislauferkrankungen mit Endstadium Herzinfarkt beziehungsweise Schlaganfall. Krebserkrankungen werden zudem dadurch begünstigt. Auch die Demenz und der damit einhergehende geistige Verfall kann eine Antwort auf diese »Brände« sein. Blöd, wer dann beim Einkauf im Supermarkt wieder vergessen hat, welche die schlechten Öle waren!

Mach einen Ölwechsel

Natürlich hast du schon ein Olivenöl in deiner Küche. Schön wäre es, wenn das Öl zumindest den gleichen Stellenwert hätte, wie das teure Öl, was wir uns in das Auto kippen, damit es rund läuft. Auch wenn ich der Meinung bin, dass ein gutes Olivenöl die Basis sein sollte ... Rapsöl ist ebenfalls in Ordnung. Beide Öle sind einigermaßen hitzestabil. Aber zum richtig heiß anbraten von Gemüse und Fleisch eignet sich Butter, Ghee oder noch besser Kokosöl.

Karibik in der Küche

Kokosöl ist beim Kochen besonders zu empfehlen. Es besteht zu fast 100 Prozent aus gesättigtem Fett, was sich zunächst gruselig anhört. Aber genau hier ist der Beweis, dass gesättigtes Fett eben nicht zwangsläufig schlecht sein muss. Denn damit bleibt es auch bei großer Hitzeeinwirkung chemisch stabil. Und das gesättigte Fett besteht zirka zur Hälfte aus Laurinsäure. Laurinsäure bekämpft Bakterien, Viren und Pilze, und das innerlich wie äußerlich. Und es ist doch herrlich, wenn es in der Küche nach Karibik duftet?

Sogar als Zeckenschutz auf den Beinen soll Kokosöl hervorragend helfen. Womöglich riechen diese kleinen Biester beim Hochkrabbeln am Bein den Kokosduft und erschrecken furchtbar, weil sie denken, sie wären irgendwo falsch abgebogen und in Hawaii gelandet? Naja, wohl eher nicht. Helfen soll es trotzdem. Das Gute ist, dass die Schutzwirkung mehrere Stunden anhält und völlig frei von Nebenwirkungen ist. Warum nicht einmal Kokosöl bei der nächsten Wanderung auftragen? Ein gutes Kokosöl sollte möglichst naturbelassen sein. Es bringt also nichts, ein Bounty auszupressen, auch nicht wenn man es vorher schält. Hier macht eine Bestellung über das Internet beziehungsweise der Besuch eines Biomarkts Sinn.

Omega 3-Ausgleich

Walnussöl und insbesondere Leinöl liefern viel Omega 3-Fette. Damit schaffst du einen Ausgleich zur gewöhnlich Omega 6-reichen Ernährung. Beide Öle sind ausschließlich für die kalte Küche geeignet, weil Hitze die Fette chemisch verändert. Walnussöl macht sich gut im Salat oder über dem Gemüse, Leinöl zum Beispiel im Quark. Leinöl solltest du nur in kleinen, dunklen Fläschchen kaufen, immer fest verschließen und kühl lagern, da es so nicht so zügig ranzig wird. Schmeckt es ranzig, dann ab damit zum Altöl. Weil die empfindlichen

Fette oxidiert sind und der gesundheitliche Nutzen ins Gegenteil kippt.

Margarine? Nein Danke!

Spannend, was uns die Margarine-Industrie Jahrzehnte lang erfolgreich aufgetischt hat. Ein Produkt, was früher gerade mal ein Molekül davon entfernt war, Plastik zu sein, hat es über Jahrzehnte in die Haushalte aller gesundheitsbewussten Küchen geschafft. Das Thema will ich hier nicht zu weit ausbreiten, aber einmal sollte das geschulte Auge bemüht werden: Schau beim nächsten Einkauf auf die Zutatenliste. Hier findest du sicherlich an erster Stelle »Pflanzliche Öle« oder ähnliches. Nun frage ich dich: Wenn das so pauschal da steht, wird dann ein hochwertiges Olivenöl die Basis sein, oder doch eher ein möglichst billiges Pflanzenöl mit einem miesen Omega 6 zu 3-Verhältnis? Spiel doch mal gedanklich Chef einer Margarinenfirma mit gewinnorientierten Aktionären im Nacken.

Richtig feiern werden dich deine Aktionäre, wenn du aus deinem Kunstprodukt ein noch künstlicheres Produkt machst. Voila – die Halbfettmargarine! Einer Halbfettmargarine wurde mittels chemischer Verbindungen Wasser untergejubelt.

Nicht einmal 50 Prozent billiges Öl baden dort in noch billigerem Wasser. Eine wirtschaftliche Meisterleistung: Wareneinsatz verringert, das eingesparte Geld in kluges Marketing gesteckt, ordentlich Profit mit dem leichtgläubigen, kalorienbewussten Käufer gemacht. Respekt!

Auch wenn die Qualität der Margarinen in den letzten Jahren durchaus verbessert wurde: Ich lasse mir die Butter nicht vom Brot nehmen! Butter aus Milch von Weidetieren. Sie ist ursprünglich und passt in eine gesunde Ernährung. Höre nicht auf die Versprechungen von gut bezahlten Werbestrategen. Und Ehrenwort, ich werde nicht von einer Butterlobby geschmiert. Ich esse sie einfach gerne!

Gefälschtes Butterbrot

Wer der Butter nicht traut, oder Bedenken wegen des Fettgehaltes hat: Hast du schon mal Frischkäse als Butter- beziehungsweise Ersatz für Margarine versucht? Der hat selbst in der Doppelrahmstufe weniger Fett, dafür mehr Eiweiß. Zumal uns Eiweiß als zweite Grundlage dient, dass der Bauch die Ernährungsumstellung überhaupt langfristig mitmacht.

Essen muss satt machen – und zwar lange!

*S*att werden gelingt wohl jedem, der genug Geld hat, sich im Discounter-Schlaraffenland auszutoben. Doch sobald die Überschusskalorien in den Langzeitspeicher eingelagert werden und wenn wir sie da wieder raus haben wollen, wird es kompliziert. Denn fast alle Experten blasen ins gleiche Horn »Wir müssen weniger Kalorien aufnehmen, als wir verbrauchen«. Ich erlaube mir einmal aus der Truppe auszutreten und zu behaupten:

Kalorienzählen ist Blödsinn!

Wenn Kalorienzählen wirklich funktionieren würde, würde ja jede kalorienreduzierte Diät funktionieren. Das tut sie aber nicht. Zumindest nicht langfristig! Genau darauf kommt es aber an. Mein Veto beruht auf zwei Gründen:

1. Eine Kalorie ist eben *keine* Kalorie

Wilbur Olin Atwater hatte im 19. Jahrhundert Nahrungsmittel in einem Ofen verbrannt. Die dabei abgegebene Energiemenge wurde gemessen und die Maßeinheit als »Kalorien« bezeichnet. Das hat sich bis heute gehalten und tief in unserem Gehirn verankert. Obwohl unser Darm nicht funktioniert wie ein Ofen, sondern viel komplexer arbeitet. Die Kalorien-»Währung« ist daher aus meiner Sicht ein viel zu grober Ansatz. Oder denkst du ernsthaft, dass 2000 Kalorien in Form von reinen Kohlenhydraten wie Nudeln, Brot und Reis die gleiche Wirkung auf deine Figur haben wie 2000 Kalorien in Form von Eiweiß und Gemüse?

Kohlenhydrate und Fette werden im Organismus anders verarbeitet als Eiweiß. Denn bei Letzterem wirkt die so genannte »spezifisch dynamische Wirkung« deutlich mehr: Um Eiweiß zu verdauen, benötigt der Organismus eine Menge Energie. Von den gelieferten 4 Eiweiß-Kcal benötigt unser Organismus zirka 25 Prozent zum Umbau von Eiweiß in Wärme- beziehungsweise Bewegungsenergie. Das entspricht einem Verlust von ungefähr 1 Kalorie. Somit bleiben nur noch 3 Kalorien Netto übrig. Das bedeutet: Eine eiweißbetonte Kost bei gleicher Kaloriengesamtmenge lässt weniger Kalorien für die Fettspeicher übrig. Die Kohlenhydrat- und Fettverarbeitung benötigt erheblich weniger Umwandlungsenergie.

Wer sich nun auf die These der Kalorieneinsparung stützt und deshalb seine Nahrungszufuhr einfach halbiert, also die immer noch »beliebte« FdH-Diät macht, sorgt für massiven Hunger. FdH heißt deshalb bei mir auch nicht »Friss die Hälfte«, sondern vielmehr »Frust durch Hunger«. Und irgendwann sind die FdH-ler dann so unterzuckert, dass sie kurz davor sind, das Lavendelsäckchen aus dem Kleiderschrank auszulutschen. Der Abbruch ist definitiv vorprogrammiert, weil diese Diät keine Chance auf langfristigen Erfolg hat! Und nun frage ich dich: was bringt da eine kurzfristige Kalorieneinsparung, außer anhaltend schlechte Laune?

Eine Kalorieneinsparung funktioniert nur längerfristig, wenn du möglichst lange richtig satt bist und dein Körper dabei alle notwendigen Nähr- und Vitalstoffe erhält. Du brauchst genau 47 solcher Bausteine: Aminosäuren, Mineralien, Vitamine, Spurenelemente, Fette. Du kannst dir das vorstellen wie in einem Schweizer Uhrwerk, das aus vielen kleinen Zahnrädern besteht, um die Uhrzeit absolut exakt anzeigen zu können. Kommt aufgrund einer Mangelernährung beziehungsweise Diät auch nur einer dieser wichtigen Vital- oder Nährstoffe zu kurz, fehlt diesem Uhrwerk praktisch ein Zacken an einem dieser entsprechenden Zahnrädchen. Dann läuft die Uhr ganz langsam aus dem Takt. Sie zeigt noch die Zeit an, aber eben nicht mehr in der geforderten Qualität. Mit deiner »Lebensuhr« verhält es sich genauso. Es geht nicht um das Kaloriengehäuse, es geht um die einzelnen Zahnräder, die mithilfe einer möglichst guten Ernährung tiptop in Schuss bleiben. Wer also nur auf die Kalorienzufuhr achtet, verliert das Wesentliche möglicherweise aus dem Blick: lange satt sein mit einer hohen Dichte an lebensnotwenigen Nähr- und Vitalstoffen!

Mit Eiweiß schaffst du aufgrund der spezifisch dynamischen Wirkung viel eher eine kalorische Unterdeckung, bei einer zeitgleich erhöhten Nahrungsmengenzufuhr. Alleine das macht schon mehr satt! Ein toller Bonus: Eiweiß ist zudem der Nährstoff, der am längsten sättigt. Warum? Weil er am Bau von diversen Sättigungsbotenstoffen beteiligt ist.

Mit dem Zählen von Punkten und / oder Kalorien gibt es sicherlich kurzfristige Erfolgsmethoden, um ein Energiedefizit zu schaffen. Der Kopf versucht mit aller Disziplin das möglichst lange durchzuhalten. Am Ende gewinnt aber doch die Evolution. Denn ...

2. Diäten machen dick!
Es gibt unendlich viele Diäten. Praktisch alle bauen auf das gleiche Prinzip: Weniger Kalorien sollen es richten beziehungsweise die Fettpölsterchen schmelzen lassen. In jedem Frühjahr kommen

neue Super-Diäten auf den Markt, die besser sein sollen als alle anderen zuvor. Damit soll es dem Winterspeck endgültig an den Kragen gehen, ganz einfach und ganz ohne Hungern. Das hat zwar bisher noch nie geklappt, aber trotzdem lassen sich besonders Frauen immer wieder auf solche Experimente ein. Es könnte ja sein, dass dieses Mal wirklich der Durchbruch dabei ist Man möchte ja nicht gerade die eine Diät verpassen, die tatsächlich funktioniert. Viele versuchen immer noch, in einen Bikini reinzupassen, den sie schon vor längerer Zeit ein paar Nummern zu klein als Motivation zum Abnehmen gekauft haben. Gerade mal eine von zwanzig Frauen hat die Körperform, die in der Werbung und von Modemagazinen vorgeführt wird. Und trotzdem wird sie als Idealfigur angepriesen. Wir werden also von einer Minderheit regiert! Zum Vergleich: Jeder 20. Deutsche wohnt in Rheinland-Pfalz. Und die schreiben dem Rest des Landes ja auch nicht vor, dass wir jetzt Saumagen essen müssen. Obwohl das eine interessante Idee wäre – der eine oder andere würde schon allein bei der Vorstellung ganz schön abnehmen.

Für die meisten anderen bleibt die angebliche Idealform unerreichbar, egal, was sie auch versuchen. 50 Prozent der Frauen wollen abnehmen, und immerhin 40 Prozent der Männer. Jeder vierte Mann hat schon mal eine Diät versucht, und sogar jede zweite Frau, die meisten sogar mehrere Diäten. Und das nicht etwa, weil sie so viel Spaß an der ersten Diät hatten, sondern weil sie nicht funktioniert hat. Da müssen sie sich nicht mal einen Vorwurf machen, denn bei einer Diät hat man einen klaren Gegner: Den eigenen Körper! Die Evolution hat nie daran gearbeitet, dass ein Mensch in Bikini oder Badehose besonders gut aussieht, sondern dass er überlebt. Und das bedeutete, dass er Reserven für harte Zeiten angelegt hat – die Fettspeicher. Und diese Fettspeicher möchte er mit allen Mitteln verteidigen, man weiß ja nie was kommt. Früher war das zum Beispiel eine Eiszeit, in der es nicht wirklich viel zu essen gab. Wer davor auf seine perfekte Strandfigur geachtet hätte, wäre definitiv schnell verhungert. Unser Körper hat sich diese Zeiten gemerkt und steht mit einem bestimmten Gefühl entschieden auf Kriegsfuß: Hunger! Und dagegen fährt er sein schwerstes Geschütz auf: Schlechte Laune! Mitten im Gehirn, im Steuerzentrum des vegetativen Nervensystems, dem Hypothalamus, gibt es Zellen, die Hunger spüren. Und wenn sie feststellen, dass der Körper Nahrung braucht,

>Wie lange darf man Frittenfett verwenden?«
»Bis es dunkel ist«
»Nachts darf ich also keine Pommes machen?«
»Ähm, ... richtig.«

geben sie Signale an genau die Hirnzentren, die für schlechte Laune zuständig sind. Die schlechte Laune wird schon dann geringer, wenn Essen auch nur in Sicht ist. Auch das ist noch ein Urinstinkt, denn wenn der Steinzeitmensch damit beschäftigt war, miese Stimmung zu haben, konnte er schlecht jagen. Mit bösen Blicken allein konnte ein Mammut nicht erlegt werden. Wenn es dann aber dran war, wurde es auch direkt verspeist. Kein Homo Sapiens hätte ein Stück Mammut abgelehnt mit dem Argument »Ach nee, ich achte gerade auf meine Linie!«. Und sein Körper hat so viel davon wie möglich abgelegt für Hungerzeiten. Und genauso funktioniert unser Körper auch heute noch. Selbst wenn wir mit einer Diät eine solche Hungerzeit selbst herbeiführen, reagiert der Körper noch wie früher, er speichert nämlich noch schneller. Sobald sich etwas zum Einlagern findet, packt er es schneller weg als wir »Jo-Jo-Effekt« sagen können. Selbst ein Jahr nach einer erfolgreichen Gewichtsabnahme arbeitet der Körper fieberhaft daran, wieder zur alten Form zurückzufinden. Er hat nämlich eine ganz andere Vorstellung von der Idealfigur als eine Frauenzeitschrift. Erst eine längere wirkliche Ernährungsumstellung führt dazu, dass nicht mehr schnelles Fett angesetzt wird. Wenn man sich die Wortherkunft vor Augen führt, ist eigentlich auch klar, was zu tun ist, denn »Diät« basiert auf den lateinischen und griechischen Wörtern für »Lebensweise«. Gemeint ist mit einer Diät also eigentlich die dauerhafte Änderung von Lebensgewohnheiten. Und genau dafür sind die meisten Diäten gar nicht geschaffen. Gut, abnehmen ist nicht schwer, das schafft fast jeder. Das *nicht mehr zunehmen* ist die Herausforderung! Denn wir unterschätzen unsere Fred Feuerstein-Gene, die wir noch im evolutionären Handgepäck mit uns herumtragen.

Die Währung unseres Körpers

Die Kalorie war Millionen Jahre lang die »Währung der Steinzeit«. Sozusagen der »Ötzi-Euro«. Wer in der Steinzeit viele Ötzi-Euros in Form von gepflückten Pilzen oder gejagten Wildschweinen in die Höhle schleppte, wurde bejubelt, gefeiert, bewundert. Und das Entscheidende: Er überlebte.

Wer heute zu schnell zu viele Kalorien reduziert, entzieht dem Organismus seine Ötzi-Euros. Eine Diät ist demnach nichts anderes als »Steinzeit-Hartz IV«. Dass wir heutzutage jederzeit an eine Futterquelle gelangen können, wissen die Gene nicht. Deshalb reagiert unser Organismus seit Millionen Jahren mit zwei Notfallprogrammen:

1. Er dreht die Körperheizung runter.

Ständig knapp 37 Grad Körpertemperatur kosten sehr viele Ötzi-Euro. Heizen ist der größte Kalorienfresser. Wenn die hauchdünnen Blutgefäße an der Hautoberfläche hormonell enggezogen werden, kommt das warme Blut nicht mehr an die Hautoberfläche. Dann wird weniger Wärme nach draußen abgestrahlt. Die Haut wird kühler. Wir frieren mehr, wenn wir weniger essen. Und reduzieren so den Dauerkalorienverbrauch. Übrigens ist das auch der Grund, warum wir an einem sehr heißen Sommertag auch mal mit einem Apfel, zwei Kugeln Vanilleeis und drei Liter Wasser problemlos und hungerfrei über den Tag kommen. Die Körperheizung muss nur wenige Kalorien verbrennen, also müssen auch nur wenige nachgetankt werden. Da bin ich ganz froh, dass Weihnachten mit dem ganzen Futtergelage im Winter liegt.

2. Muskeln weg

Sie brauchen rund um die Uhr Kalorien. Sogar nachts während wir fest schlafen. Die kleinen Muskelkraftwerke glühen immer gemächlich vor sich hin. Je mehr Kraftwerke (je sportlicher), desto mehr Ötzi-Euros kostet die Unterhaltung. Wenn es weniger Kalorien gibt, werden die teuren Muskelkraftwerke einfach wegrationalisiert. Vor allem dann, wenn die nicht bewegt und somit offensichtlich auch nicht dringend benötigt werden. Auf der

Waage sieht das zunächst toll aus: oft gibt es eine zügige Gewichtsabnahme. Aber trotz weniger Körperkilos fühlt sich alles immer matschiger an. Weil eben kaum Fett mit abgegangen ist.

Wird irgendwann die Diät beendet, werden wieder mehr Kalorien importiert, als im angelaufenen Sparmodus verbraucht wird. Und das muss nicht einmal so viel sein, wie vor der modernen Hungersnot. Das »zu viel« wird genetisch gesteuert und als Sicherheit für die nächste Hungerperiode eingelagert: In den mittleren Körperbereich beziehungsweise an Beinchen und Popo. Herzlich Willkommen, das ist er: der Jo-Jo-Effekt!

Wenn du es noch nicht getan hast, verabschiede dich von diesen ganzen knallharten Diäten. Sie machen uns fertig. Manche auch psychisch, denn: Wenn wir durch eine Diät erfolgreich abgenommen haben, liegt es an der Diät. Wenn wir danach aber evolutionär bedingt wieder zunehmen, dann geben wir unserer

---

Der ganz normale Diätwahnsinn

Frühstück:
1 fettarmer Naturjoghurt

Mittag:
1 Dose Thunfisch in eigenem Saft

Abendessen:
1 Salat ohne Dressing

Mitternachtssnack:
3 Käsebrote, 2 Muffins, 1 Tafel Schokolade

---

mangelhaften Disziplin die Schuld. Ist das nicht verrückt? Wir machen uns schlecht für etwas, wofür wir nichts können. Nur weil wir eine falsche Strategie gewählt haben. Das nagt am Selbstwertgefühl und das macht Frust. Trost holen wir uns dann bei unseren fünf falschen Freunden: Twix, Mars, Ferrero Rocher, Milka und Snickers.

Iss Eiweiß!

*E*ssen ist erlaubt! Du sollst mehr Essen – und zwar mehr hochwertiges Eiweiß. Und das nicht nur, weil es länger satt macht, indem wir so Kohlenhydraten den Platz auf dem Teller wegnehmen, die eher eine Blutzuckerschwankung verursachen können. Eiweiß macht uns darüber hinaus hübscher.

Eiweiß macht schön

Haut, Haare, Fingernägel bestehen hauptsächlich aus Eiweiß. Wahre Schönheit kommt also tatsächlich von innen.

Es ist doch schön, wenn Frauen sich das Gesicht anmalen. Aber das bringt leider nicht ganz so viel, wenn eiweißunterversorgt hinter der Farbe die Haut nicht genügend regenerierende Bausteine erhält und somit langsam bröckelt.

Deshalb: Mehr Eiweiß für den »Mauer«-Bau, dann dezent Farbe drauf. Mit dezent möchte ich aus Männersicht auf Folgendes hinweisen: Frauen schauen nicht unbedingt attraktiver aus, wenn sie sich so viel Farbe ins Gesicht pinseln, dass ein Chamäleon wegen Burnout behandelt werden muss, wenn es über ein solches Gesicht gelaufen wäre.

Die Körper-Polizei braucht Eiweiß

Auch die Immunabwehr ist auf regelmäßig Eiweiß angewiesen: Sie besteht zu zirka 1,5 Kilogramm aus reinem Eiweiß. Was nun nicht heißen soll, dass eine regelmäßige Eiweißversorgung vor jeder Krankheit oder Erkältung schützt. Auch dann sollte man nicht übermütig die Haltestangen in Bus oder U-Bahn ablecken. Aber der Krankheitsverlauf kann erheblich abgemildert werden, weil die Immunpolizei mehr Geschütze auffahren kann und schneller Verstärkung am Einsatzort hat.

Stimmungsmacher

Selbst unsere Stimmung ist abhängig vom Eiweiß: Das Leben besteht aus Emotionen. Emotionen entstehen durch Hormone. Viele Hormone bestehen aus Eiweiß. Eiweiß bedeutet somit Leben! Welchen rational nicht kontrollierbaren Einfluss Hormone auf unser Leben und die Stimmung haben können, weiß jeder Mann, der sich an seine Pubertät erinnern kann: Sobald das Hormon Testosteron den jugendlichen Körper überschwemmt, schlägt in den unmöglichsten Situationen die Wünschelrute aus. Und die ist nicht auf der Suche nach Wasser.

Das adrenocorticotrope Hormon ist ein spannendes Stresshormon, das uns kreativ denken lässt. Daher ein Tipp an alle Frauen, die zum Geburtstag nur langweilige Geschenke von ihren Männern erhalten: Füttert sie mal vier Wochen vorher mit regelmäßig Eiweiß. Dann kann es gut sein, dass sie euch zum Geburtstag ein Gedicht vortanzen. Einen Versuch ist es wert.

Dopamin ist das Hormon des »inneren Antriebs«, das für die Motivation unentbehrlich ist. Das kann auch Auswirkungen beim Burnout haben: Unregelmäßig Eiweiß und wenig Dopamin, und wir haben Angst vor unserer Arbeit. Regelmäßig Eiweiß, mehr Dopamin, und die Arbeit bekommt Angst vor uns! Wenn die organische Grundlage für diese antreibenden Hormone fehlt, bleibt die Motivationslampe aus. Ausgebrannt, Burnout eben.

Das Hormon Serotonin dürfte vielen bekannt sein. Auch das braucht einen bestimmten Eiweißbaustein namens Tryptophan. Ist zu wenig vorhanden, kann das Leben objektiv bunt sein, subjektiv färbt es nicht auf die Seele ab. Weil der »Pinsel« fehlt – und der heißt Serotonin.

Eiweiß hat noch viele weitere wichtige Funktionen. Die Relevanz sollte aber nun ausreichend erkennbar sein. Doch wo steckt hochwertiges Eiweiß drin?

Eiweißquellen

Erstaunlich, was ich schon alles bei meiner Arbeit als Fitness-Trainer gehört habe. Zum Beispiel, wenn ich gefragt habe, wo Eiweiß enthalten ist, kam als Antwort: »Im Reis. Der ist ja weiß. Und auch in hellen Nudeln. Vollkornnudeln sind Kohlenhydrate.« Auch wenn bereits viele Menschen wissen, woher wir dieses wertvolle Eiweiß erhalten, gebe ich hier eine Übersicht über die wichtigsten Eiweißquellen. Schauen wir uns zunächst die tierfreien Lieferanten an.

Soja beziehungsweise Sojaprodukte

Seit es immer mehr Vegetarier und Veganer gibt, erleben Soja und daraus gemachte Produkte, wie zum Beispiel Tofu, einen steilen Aufstieg. Denn Soja ist eine großartige Eiweißquelle. Das ist die gute Nachricht. Doch da gibt es auch die Kehrseite: Die Sojapflanze kann nicht vor ihren Feinden beziehungsweise den Erntemaschinen wegrennen.

Also entwickelte sie Substanzen, die vor einem übermäßigen Verzehr schützen sollen.

In Soja und damit auch im Tofu verstecken sich Schutzstoffe, zum Beispiel Lignane und Isoflavone. Die sollen auf der einen Seite bestimmte Krebsarten reduzieren, auf der anderen Seite aber bei hormonsensiblen Essern die Schilddrüse in der Leistungsfähigkeit einschränken können, also unseren Stoffwechselmotor zum Stottern bringen. Zudem können sie bei männlichen Tofu-Freunden in größeren Mengen zur Gynäkomastie führen, das heißt sie bekommen Brüste! Blöd, wenn man dann als Mann im Alter auch noch seine Tage bekommt. Generell ist gegen den Verzehr von Tofu und Co. gesundheitlich nichts einzuwenden. Die Chinesen sind damit ja auch groß geworden. Naja, groß nicht unbedingt, aber es sind viele!

Leider schmeckt Naturtofu ungefähr so spannend wie schnittfestes Wasser. Aber Tofu mit Geschmack sollte mal bei jedem auf dem Teller landen. Der schmeckt nämlich in einigen Gerichten mindestens genau so lecker wie sein härtester Konkurrent Fleisch. Und für die Tierethik ist dann auch noch was getan. Denn: Jedes Mal, wenn du ein Stück Tofu gegessen hast, freut sich irgendwo ein Schnitzel, das überlebt hat. Es lohnt sich, über den fleischbeladenen Tellerrand hinauszuschauen.

Hülsenfrüchte: Bohnen, Linsen, Erbsen

Hülsenfrüchte liefern ordentlich Eiweiß neben einer überschaubaren Kohlenhydratmenge. Doch auch hier gilt das Gleiche wie bei der kampfeslustigen Sojabohne: Die wehren sich mit Biowaffen gegen den Dauerverzehr und die potentielle Ausrottung ihrer Gattung. Die Waffen heißen Lektine und Phytinsäure. Damit machen sie manchem im Darm schwer zu schaffen. Der bläst zum Angriff. Und die Angriffstrompete kann dann außerhalb des Darms zu peinlichen Situationen führen. »Da ist gerade Krieg« hilft nicht unbedingt als Ausrede. Die beiden »Kampfstoffe« verhindern auch die optimale Aufnahme diverser Mineralien. Doch lassen wir die Kirche im Dorf beziehungsweise die Hülsenfrucht im Darm: es ist wie immer – die Menge macht's! Wer ab und an mal Chili Con Carne futtert, wird von Bohnen nicht fertig gemacht. Wer dennoch Sorge um die Darmgesundheit hat: Die Linse ist dann der Kidneybohne eindeutig vorzuziehen. Die ist nicht so »angriffslustig«. Feuer frei!

Machen Nüsse wirklich dick?

Und ob! Aber nur, wenn sie sich in der Nussschokolade verstecken. Nüsse haben gutes Eiweiß, wenig Kohlenhydrate und wertvolle Fette. Die Walnuss ist die Königin unter den Nüssen: Sie hat noch vor der Macadamia-Nuss den höchsten Omega 3-Fett-Anteil. Und aus Omega 3-Fetten kann die hochungesättigte Fettsäure Docosahexaensäure, kurz DHA, hergestellt werden. Vom Wasser einmal abgesehen, besteht ein Großteil der Gehirnzellmembranen aus DHA! Und das verbessert die Reizweiterleitung. Man kann es auch so sagen: das Denken läuft dann wie geschmiert. Schau genau hin: Wie sieht die Walnuss aus? Genau, die Ähnlichkeit mit dem Gehirn ist vorhanden. In der Schale liegen sogar zwei »Gehirnhälften«. Und wenn du gute Augen hast, dann siehst du sogar feinste »Blut«-Äderchen auf der Nuss. Noch mehr konnte Mutter Natur nicht mit dem Zaunpfahl winken. Ich empfehle, täglich eine Handvoll Nüsse zu essen! Nur eine Nuss ist gesundheitlich wirklich bedenklich: die Kopfnuss.

Selbstverständlich gibt es noch weitere pflanzliche Eiweißquellen. Die bereits genannten sollen hier erst einmal reichen. Denn tierische Eiweißquellen sollen nicht zu kurz kommen.

Das Gelbe vom Ei

Eine meiner liebsten Eiweißquellen sind Eier. Und zwar ganze Eier mit Schale, weil die so schön knuspern. Das ist natürlich Quatsch! Unbedingt sollte das Eigelb gegessen werden, denn das ist das Wertvollste am ganzen Ei. Nun gibt es die Gegner, die sagen: »Eigelb? Das ist doch potenziell tödlich! Das Cholesterin macht die Pumpe fertig. Und deren Pipelines«. Ja, da haben einige aus der Weißkittelfraktion ganze Arbeit geleistet. Leider in die völlig falsche Richtung. Denn Eier mit Eigelb wären nur gefährlich, wenn wir Kaninchen wären.

Der Ursprung dieser Hysterie liegt im frühen 20. Jahrhundert. Damals fütterte der russische Mediziner und Professor Anitschkow in Sankt Petersburg über einen längeren Zeitraum in seinem Labor Kaninchen mit Eigelb. Kaninchen! Das sind Hardcore-Veganer. Die futtern in freier Wildbahn keine Eier. Wie es uns wohl gehen würde, wenn wir wochenlang ausschließlich Löwenzahn kauen würden? Dann würden bei uns wahrscheinlich auch die Lichter ausgehen.

Genau das ist mit der artfremden Ei-Ernährung bei den Kaninchen passiert: diese Tiere haben keinen Regulationsmechanismus für extern zugeführtes Cholesterin, was bedeutet, dass die Gefäße dichtmachten und die Kaninchen starben. Der Wissenschaftler Ancel Keys hat in den 60ern mit seiner weltbekannten Siebenländerstudie den Cholesterin-Hype auf die damalige Spitze getrieben. In aller Kürze zusammengefasst: Er hat Untersuchungen aus 22 Ländern gesammelt, und sich dann aus dem ganzen Wust die Daten herausgepickt, die zu seiner These »Cholesterin = mehr Herzinfarkt« passen könnten, egal, ob sie nun wirklich vergleichbar waren oder nicht. Sieben Länder blieben noch übrig, und die auch nur mit haarsträubenden Tricksereien und Schummeleien. Denn das Gesamtbild der Studie ergab genau das Gegenteil!

Mit seiner Mediengewandtheit steckte er alle Kritiker in die Tasche seines Laborkittels. Erst 1997 gab Keys in einem Interview offiziell zu: »Es gibt absolut keine Verbindung zwischen Cholesterin in der Nahrung und Cholesterin im Blut. Keine. Und das haben wir schon immer gewusst. Cholesterin in der Nahrung macht überhaupt nichts!«.

Trotz dieser Aussage geht seit den 60ern diese Lügenstory um die Welt, eiert noch heute im kollektiven Unterbewusstsein der gesundheitsbewussten Bevölkerung herum.

Und das hat durchaus viele Menschen krank gemacht, weil sie dann eher beherzt zu cholesterinfreien Backwaren und Gummibärchen griffen, als in den Eierkorb. Denn: wer mit hohem Cholesterin Schwierigkeiten hat, sollte vielmehr erstens seinen LDL-zu-HDL-Quotienten messen lassen, der als Risikofaktor erheblich aussagekräftiger ist, und zweitens mal versuchen, Mehl- und Zuckerprodukte zu reduzieren. Denn beim typischen Zuviel, was nicht in Muskeln verbrannt wird, schraubt sich das Cholesterin nach oben. Du wirst automatisch weniger Weißmehl- und Zuckerprodukte essen, wenn du einfach die Eiweißzufuhr steigerst. Zum Beispiel durch mehr Eier.

Fast alle Menschen essen gerne Eier, in welcher Form auch immer. Ist es nicht ein gutes Zeichen, dass es sich um ein für den Menschen wertvolles Lebensmittel handelt? Dein Bauch wusste das schon lange! Denn es ist ein natürliches, ursprüngliches Lebensmittel. Okay, es fällt der Henne aus dem Hintern, aber es wird dann unbehandelt genossen. Na gut, kochen und braten sollte man es noch.

Im Ei steckt auch eine Menge Lecithin. Eine Bezeichnung, die übrigens aus dem Griechischen kommt und übersetzt »Eidotter« heißt. Lecithin ist unter anderem wichtig für ein gut geschmiertes Gehirn. Es ist somit keine Beleidigung, wenn dich jemand Eierkopf nennt. Bedanke dich einfach höflich für das Kompliment!

Beim Ei reicht im Prinzip der logische Menschenverstand beziehungsweise die Beobachtungsgabe, um zu erkennen, wie blödsinnig die Angst vor dem Eigelb ist: Wir geben diese Vitalstoffbombe, das Eigelb – das immerhin jeden Nährstoff enthält, welches ein Küken benötigt, um in dem Ei-Korpus zu einem kompletten Lebewesen heranzuwachsen – unserer Katze, die wird steinalt, bekommt ein glänzendes Fell und uns brechen die Fingernägel ab!

Auch für gesunde Augen ist das Eigelb bestens geeignet: Auf der Netzhaut befindet sich der »gelbe

Fleck« – der Punkt mit der höchsten Sehzellen-dichte, also für das Sehen verantwortlich. Und diese Zellen gehen mit dem Älterwerden zum Beispiel durch freie Radikale und UV-Licht kaputt. Wir sehen immer unschärfer. Was möglicherweise evolutionär so vorgesehen ist, damit wir den Verfall unseres Partners nicht bis ins Detail mitverfolgen müssen. Aber das ist reine Spekulation. Im Eigelb stecken Carotinoide, wie Lutein und Zeaxanthin. Und die schützen unter anderem diesen gelben Fleck und damit die Augen. Da gewinnt doch der Begriff »Hühnerauge« eine völlig neue Bedeutung!

So viele Eier, wie du magst

Jeder kann so viele Eier essen, wie es ihm bekommt. Einfach auf den Bauch hören, denn der Einfluss auf den Cholesterinspiegel ist widerlegt. Mit einer Einschränkung: Es gibt eine erblich bedingte Hypercholesterinämie. Diese Gruppe ist sehr klein und weiß gewöhnlich um den familiären, hohen Cholesterinspiegel. Sie muss als einzige Gruppe auf die Cholesterinbremse treten, weil der Körper hier nicht ausreichend gegensteuern kann. Alle anderen können die Handbremse lösen und Vollgas geben! Wer das nicht glauben mag, macht den Selbsttest: Iss jeden Tag so viele Eier, in welcher

Form auch immer – außer die in Eiernudeln, Kuchen & Co. – und lasse nach vier Wochen dein Cholesterin beim Hausarzt bestimmen. Es könnte gut sein, dass der Hausarzt dann selbst beginnt, mehr Eier zu essen!

Eier vom freilaufenden Biobauern

Eines ist mir bei diesem Thema wichtig: Die Eierqualität! Wenn im Discounter Eier für unter 10 Cent angeboten werden, ist es schwer vorstellbar, dass erstens die Hennen ein möglichst angenehmes Leben führen und zweitens die Qualität der Eier gut ist. Denn bei einem solchen Preis ist es unmöglich, die Hennen artgerecht zu halten und zu füttern. Daher appelliere ich an dich: Wenn du Eier essen möchtest, solltest du unbedingt auf die Qualität achten. Sicherlich ist es vielen Ernährungsbewussten möglich, alle zwei Wochen auf einen umliegenden Biohof zu fahren, um dort Hühner frisch auszupressen oder so ähnlich. Qualität sollte immer vor Quantität stehen! Ein höherer Preis ist dann durchaus gerechtfertigt. Denn du investierst in deine Gesundheit und das Wohl der Tiere – ein doppelter Gewinn. Noch ein Hinweis zum Schluss: Braune Eier sind keine Vollkorneier!

Fischers Fritze fischt frische Fische

Eine besonders hochwertige Eiweißquelle ist Fisch! Und ich meine damit nicht Fischstäbchen. Wer denkt, dass Fischstäbchen gesund sind, kauft sich wahrscheinlich auch Lachgummis, um endlich mal wieder Spaß zu haben. Fisch ist in der Regel gesund. Zumindest, wenn er nicht im FAO 61 herumgeschwommen ist. FAO ist das Fanggebiet, das steht häufig auf den Verpackungen steht. Und in besagtem FAO 61 ist die Fukushima-Gefahr der radioaktiven Belastung etwas höher, als wenn er aus weit entfernten norwegischen Zuchtanlagen stammt.

Auch hier lautet meine persönliche Einstellung: Nicht verrückt machen lassen! Wir sind ständig Strahlungen ausgesetzt. Wer Angst vor einem nuklearen Lachs hat, sollte auch wieder auf das Telefon mit Drehwählscheibe umsteigen, um Handystrahlungen direkt neben dem Kopf zu meiden. Alternativ kann man sich auch für die eventuell antibiotikabelastete Version aus Zuchtanlagen entscheiden. Für Gesundheitsstreber gibt es noch eine weitere Variante: im nahegelegenem Teich Angeln gehen. Das entspannt und ist die sicherste Quelle. Wenn dort der Nachbar sein Altöl nicht entsorgt hat.

Generell rate ich zu fettreichem Fisch. Nicht Pottwal, sondern Lachs, Makrele, Hering. Dort verstecken sich ganz besonders wertvolle Spezialfettsäuren: die

Docosahexaensäure (DHA) und Eicosapentaensäure (EPA). Beide stark ungesättigten Fette sind enorm wichtig, zum Beispiel für das Gehirn und die Zellgesundheit und sie helfen, Entzündungen im Organismus zu löschen. Deshalb bietet es sich an, ab und zu einfach Fisch zu grillen, braten oder dünsten.

Die Milch macht's! Oder nicht?

Beim Thema Milch erkennt man die große Diskrepanz zwischen den Ernährungsaposteln: Für die einen ist Milch nicht wegzudenken, für die anderen potentiell tödlich. So soll sie zum Beispiel Prostatakrebs fördern, insbesondere bei Männern! Jeder soll es mit der Milch halten wie er mag. Ich mag sie, sehr gerne sogar. Und trinke sie seit meiner Geburt. Erst von Mama, dann von Kühen, und ich bin ein großes, starkes, widerstandfähiges

»Haben Sie Milch für meinen Kaffee?«
»Ich habe fettarme.«
»Ja, das sieht nicht so hübsch aus. Aber haben Sie nun Milch?«

»Kälbchen« geworden. Genau diese Ansicht stößt bei vielen auf Widerspruch: Das dauerwiedergekaute Argument lautet: »Nach dem Abstillen trinkt kein Tier weiter Milch.« Da muss ich widersprechen.

Ich bin zum Teil auf einem Bauernhof aufgewachsen und habe es da täglich beobachtet: Katzen lieben Milch, mehr noch als ich. Und keine davon hatte Prostatakrebs oder andere Krankheiten. Der Vergleich mit Tieren hinkt sowieso: Tiere backen auch kein Kuchen, sie trinken keine Sojamilch und fahren auch kein Fahrrad.

Ich vertrage Milch bestens, habe keinerlei Allergien oder irgendwelche Unverträglichkeiten gegen sonst irgendwas, mal abgesehen von einem kognitiven Ausschlag gegen fragwürdige Thesen. Ich bin praktisch nie krank und körperlich sehr leistungsfähig. Und das 365 Tage im Jahr. Und ich weiß: Der Großteil der Nordeuropäer verträgt Milch und daraus gemachte Produkte ebenfalls bestens. Von einem Massensterben der milchtrinkenden Bevölkerung sind wir akut nicht wirklich bedroht. Warum also darauf verzichten, wenn sie gut schmeckt und uns gut tut? Ich kenne die Videos im Netz, die Aussagen über artfremde Hormone, an die wir uns angeblich nicht angepasst hätten. Und ich genieße trotzdem meinen Milchkaffee. Du auch? Wenn du aber zu denen gehörst, die über zu wenig Laktase verfügen, das milchzuckeraufspaltende Enzym, dann kann es im Darm Blubb-Blubb machen und dann unangenehm aus dem Hintern duften. Das geschieht auch bei einigen mit dem Älter werden: Wo früher Milch sehr gut vertragen wurde, lässt die Produktion von Laktase mit dem

Altern nach. Wenn das der Fall ist, rebelliert der Darm auf den Milchzucker. Und lässt plötzlich die Milchgegner glaubwürdig erscheinen, weil es einem ja nicht gut tut. Natürlich ist es dann einfach, sich von logisch klingenden Hypothesen aus dem World Wide Web bestätigt zu fühlen, dass sich Milch eben nicht gut anfühlt. Der Verzicht fällt dann umso einfacher und Halbweisheiten werden weiter transportiert, um seinen Glauben zu festigen. Dennoch bleibt es bei meinem Grundsatz: Keine Panik – essen und trinken erlaubt!

Wer täglich sinngemäß eine ganze Kuh auslutscht, ruft Beschwerden eher auf den Plan, weil die Menge an Laktose nicht verarbeitet werden kann. Der überforderte Darm stöhnt dann, durchaus hörbar für andere. Die Menge macht`s! Wer Milch gut verträgt, soll sie doch genießen. Aber hier gilt: man sollte schon ungefähr erahnen können, an welchem Euter man lutscht. Eine ultrahocherhitze H-Milch und daraus gemachte Produkte von Hochleistungskühen, die in viel zu engen Ställen nie Tageslicht sehen und mit Mais, genmanipuliertem Soja und Erbsenschrot völlig artfremd vollgestopft werden, können langfristig nicht gut sein. Das erscheint logischer, als die sonstigen milchigen Hiobsbotschaften. Daher gilt auch hier: Qualitätsprodukte wie Heu- oder Weidemilch kosten zwar mehr, aber dafür investiert man in den Tierschutz und den eigenen Körper. Buttermilch übrigens ist ein sehr gesundes, erfrischendes Getränk, liefert auch einen gewissen Anteil an probiotischen Bakterienkulturen, die durchaus dem Darm auf die Sprünge helfen. Natürlich gilt das nicht für die gezuckerte, sondern ausschließlich für die Naturversion. Wer besonders ehrgeizig ist, macht man die sogar selbst, weil sich dann eine ganze Armada an wertvollen Bakterien im Darm einnistet. Buttermilch ist eine kleine Wellnesskur für den Darm, auch wenn die so schmeckt, als ob die Kuh noch nicht ganz fertig damit war.

Weil die Milch mit gut 3 Prozent besser schmeckt und ich somit ein besseres Geschmackserlebnis in Kombination mit hochwertigen Fetten habe, wenn diese von Weidetieren stammt, bevorzuge ich eindeutig diese. Wenn diese im Supermarkt ausverkauft ist, hole ich mir einfach zwei 1,5 Prozent-Milchtüten und schütte sie zu Hause zusammen. Als mein damaliger Mathelehrer Herr Bothe davon hörte, erinnerte er sich sofort an mich als sein nicht gerade begabtester Mathe-Schüler. Warum wohl?

Manche Menschen brauchen keine Laktose, um intolerant zu sein.

Fleischeslust und Veganerfrust

Beim Fleisch gibt es einen Glaubenskrieg mit verhärteten Fronten: Die einen können nicht ohne und beziehen sich auf unsere Vorfahren, die ja anscheinend den ganzen Tag nichts anderes als Fleisch auf dem Stein des Hauses hatten. Die eingefleischten Hardcore-Veganer dagegen verabscheuen den Mord an unseren Mitgeschöpfen und gehen in diversen Foren im Netz nicht gerade zimperlich mit anderen Ansichten um. Vielleicht erkennt man hier schon den für diese Ernährungsform typischen B_{12}-Mangel, der zu schweren Nervenschäden führen kann? Das Tückische daran: Erst nach 5 bis 10 Jahren treten diese Mangelerscheinungen auf. Bei den Veganern ist es ähnlich wie beim Fußball: Es gibt die normalen Fans und es gibt die kleine Gruppe der Ultras, die darauf aus ist, Krawall zu machen. Und diese treiben leider diese an sich gute Bewegung in die falsche Richtung, rückt die weitaus größere Gruppe an Veganern, die auch friedlich an der Seite der Fleischesser existieren können, in ein schlechtes Licht. Das finde ich persönlich schade!

Dieses Militante erinnert mich irgendwie an Glaubenskriege im Nahen Osten, die für uns hier völlig unverständlich sind, dann aber selbst auf den Tellern zu Hause ausgetragen werden. Solche Veganer strahlen etwas sehr Missionarisches aus. Sie tragen ihre Ernährungsanschauung hinaus in die Welt, wie eine Religion. Aber selbst Jesus hätte bei ihnen wohl Ärger bekommen, weil er, als er übers Wasser ging, womöglich Fische erschreckt haben könnte. Waren nicht vier der zwölf Apostel Fischer? Um Himmels willen!

Gutes Fleisch ist vielen Wurst!

Wie immer liegt beim verrückten Thema Ernährung die Wahrheit wohl irgendwo in der Mitte. Fred Feuerstein hatte wohl kaum ein so regelmäßiges Jagdglück, wie der Durchschnittseinkäufer im Supermarkt, der sich teilweise morgens, mittags, abends von Wurst, Wurst und nochmal Wurst ernährt, zwischendurch als Snack Schnitzel aus dem Toaster. Wer sich so mit Fleisch abfüllt, braucht sich nicht zu wundern, dass die Gesundheit irgendwann den Bach runter geht. Zumal die Qualität des Fleisches, die in dieser gigantischen Menge produziert wird, nicht nur mittels Methan furzender Kühe die Ozonschicht wegbläst, sondern auch von Tieren stammt,

Natürlich liebe ich Sport. Deshalb mache ich ihn auch so selten. Soll ja was Besonderes bleiben!

die wohl kaum artgerecht gefüttert und gehalten werden. Was wird das wohl für eine Qualität sein, wenn im Discounter eine Packung Hackfleisch weniger kostet, als eine Dose Premium-Katzen-futter? Das Katzenessen ist sicher gesünder. Selbst die Katze zu essen, wäre wohl gesünder …

Bis heute laufen noch Gespräche auf Grillpartys so ab:

Gastgeber: Möchtest du ein Steak?

Gast: Nein danke, ich bin Veganer.

Gastgeber: Oh, das tut mir leid.

Gast: Nein, das ist keine Krankheit, ich esse freiwillig kein Fleisch.

Gastgeber: Kein Fleisch? Okay, dann geb' ich dir 'ne Wurst!

Finde den Fehler! Dabei ist die vegane Ernährung zu einem festen Bestandteil unserer Gesellschaft geworden. Allerdings liegt dieser Gastgeber fast schon wieder richtig – ob in einer Wurst wirklich Fleisch ist, das ist ein Geheimnis, das nur die Fleischindustrie kennt. Da ernähren sich womöglich mehr Menschen vegan als sie denken.

So auch der Skandal vor einigen Jahren, als Hackfleisch mit Weizenmehl, Wasser und Weizeneiweiß gestreckt wurde. Wissen wir wirklich, was da im Billighack verarbeitet wird?

Resistente Keime – die Gefahr aus dem Dunkeln

Auch die Dauer-Antibiotikakuren für die artfremd gehaltenen und gefütterten, dadurch häufiger kranken Tiere, die immer wieder den Appetit an der Fleischeslust verderben, tragen zum Umdenken bei. Antibiotika haben unzählige Leben gerettet. Aber-Trilliarden böse Keime haben den Kampf gegen den Bakterienkiller nicht überlebt. Zum Wohle der Tiere und zum Wohle der Menschen. Doch ein paar Keime hat der Todeskampf noch härter werden lassen, sodass sie überlebten. Und die wollen jetzt ihre ermordeten Familienmitglieder rächen: Denn sie haben hart trainiert, sich richtig fit gemacht und überleben nun die Standard-Antibiotika. Diese Bakterienmuskelprotze nennen wir »resistente Keime«. Genau die sind richtig gefährlich. Dummerweise schmuggeln sie sich übers Essen in unsere Gedärme.

Die trojanische Pute

Die Deutschen lieben Geflügel. Weil es billig und für die figurbewussten Kalorienphobiker praktischerweise noch sehr fettarm ist. In der Putenzucht werden besonders viele Antibiotika verwendet, weil die armen Tiere sich aufgrund von Platzmangel fast schon Huckepack nehmen müssen. Sobald das Immunsystem einer Pute aufgrund von artfremdem Billigfutter lahmgelegt wird und es Durchfall bekommt, wird die gesamte Sippe mit dem Bakterienvernichter abgefüllt, rein vorsorglich. Wer also demnächst einen bakteriellen Infekt hat, braucht nicht mehr in der Apotheke das Antibiotikum kaufen, sondern holt sich cellophanierte Billig-Pute aus dem Supermarkt, und wird somit zeitgleich noch kostengünstig satt. Wird bei Krankheiten in Zukunft Putenbrust-Geschnetzeltes Omas Hühnersuppe ablösen? Darauf würde ich dennoch nicht wetten.

Aufgrund von diesem massiven Einsatz entwickelten sich so genannte antibiotikaresistente ESBL-Keime. Diese futtern wir zum Beispiel mit dem fettarmen Putenfleisch. Bei geschätzten 6,5 Millionen Deutschen hat sich dieser Keim schon im Darm eingenistet. Noch ist das ein überschaubares Problem, weil diese kleinen Fieslinge dort chancenlos in der Unterzahl sind. Die guten, für unsere Gesundheit wichtigen Darmbakterien, die ebenfalls bei uns im Kanal wohnen, halten die Rotzlöffel in Schach – schon alleine deshalb, weil die Guten massiv in der Überzahl sind. Die Bösen gehen förmlich unter und können so keinen großen Schaden anrichten.

Blöd ist nur, wenn die gesundheitsförderlichen Bakterien empfindlich dezimiert werden. Und genau das kann geschehen, wenn wir aufgrund einer Krankheit eine Antibiotika-Kur machen müssen: Der Bakterienkiller ist nicht wählerisch und metzelt die schlechten, aber eben auch die guten Darmbakterien nieder, die ihm in die

Quere kommen. Nur die besonders widerständigen Keime bekommen sie nicht niedergeprügelt. Die wittern nun ihre Chance, weil eine Großzahl ihrer Unterdrücker ins Jenseits befördert wurde. Nun vermehren sich die bisher Unterdrückten schneller. Und das nächste Puten-Gulasch liefert möglicherweise auch noch weiteren Nachschub. Irgendwann kippt die Stimmung und wir können schlimm daran erkranken.

Bei Krankheiten wird der Einsatz von Antibiotika von vielen Ärzten inflationär verordnet. Die Darmflora gerät aus dem Gleichgewicht. Und wenn die ins Straucheln kommt, kann durchaus für den einen oder anderen Angreifer Tür und Tor geöffnet werden. Wie zum Beispiel für den ESBL-Keim. Daher sollten Antibiotika mit Bedacht, beziehungsweise nur im Notfall eingesetzt werden. Und eben nicht bei jedem Sonnenbrand ...

Bleib fit – fitter als die fiesen Keime

Wenn dein Darm fit ist und die guten Bakterien die Oberhand haben, dann können dir die Bösen nichts antun. Deshalb solltest du ab und zu deinen Darm streicheln, insbesondere nach einer Antibiotika-Kur. Bestimmte Bakterien in Lebensmitteln helfen deinem Darm, wieder in Schuss zu kommen. Das muss kein überteuerter probiotischer Joghurt sein. Auch ein gewöhnlicher Joghurt, Sauerkraut und eben die selbstgemachte Buttermilch, aber auch Kefir helfen hier weiter. In solchen Lebensmitteln wartet eine ganze Ladung an Darmunterstützern auf ihren Einsatz.

Vorsicht ist natürlich besser als Nachsicht. Lass erst gar keine Verstärkung der bösen Keime im Darm ankommen. Je weniger dort einfallen, desto kleiner ist das Risiko. Da hilft es auch zu wissen, dass die resistenten Keime zwar bakterielle Muskelprotze sind, die durchaus erfolgreich Antibiotika abwehren können, aber Hitze macht auch die fix und fertig. Das Thema ist also durch, wenn Fleisch gebraten oder gekocht wird.

Leben Vegetarier länger?

In Bezug auf die Fleischproblematik kann ich aus diesen Gründen jeden gesundheitsorientierten Vegetarier verstehen, der gänzlich auf Fleisch verzichtet, durchaus aber je nach Gesinnung mal Fisch, Eier, Milch und Milchprodukte zulässt. Zumal Vegetarier auch bisweilen gesünder sind und laut Statistik später ins Gras beißen als die, die regelmäßig billige Schnitzel auf ihren Grill legen. Allerdings hängt das wohl eher damit zusammen, dass sich Vegetarier generell intensiver mit dem Thema »Gesundheit« auseinandersetzen, als typische Fast Food-Dauerkunden, die den Spruch »Fleisch ist mein Gemüse« leben. Hier wird also gerne mal Kausalität und Korrelation verwechselt. Veganer führen auch immer mal wieder die »China Study« als Beweis an: Fleisch macht krank! Mit der angeblichen Aussage: Chinesen sind gesünder, haben weniger Krankheiten, weil sie weniger Fleisch beziehungsweise tierische Produkte essen. Doch nicht die Chinesen? Die essen alles, was Beine hat und kein Hocker ist. Die Originaldaten der Studie ergeben eine derartige Schlussfolgerung nicht! Sowieso wäre es generell zu wünschen, bei Studien endlich mal die Fleischqualität zu berücksichtigen. Genau darauf kommt es nämlich meiner Meinung nach an.

Der Begriff Vegetarier kommt aus dem Indianischen und heißt übersetzt: »Zu blöd zum Jagen«

Natürlich ist es zeitaufwändiger, neben dem Discounterbesuch einen Schlachter des Vertrauens ausfindig zu machen. Aber wenn der seine Kühe zu Tode gestreichelt hat, haben wir ein besseres Gefühl bezüglich der Qualität. Wir können uns mit ihm an der Theke über die Qualität unterhalten. Zugegeben, das Tier ist dennoch im Tierhimmel. Und genau das ruft dann die militanten Veganer auf den Plan.

Ich mag Veganer und ich halte sie für wichtig. Das soll kein Kuschelkurs sein, denn ich esse sehr gerne Fleisch. Diese Gruppe aber macht wie keine andere auf den Missstand der Fleischproduktion aufmerksam. Sie sind sozusagen die »Anwälte der Tiere«. Die Gruppe der Veganer ist gewachsen. Das finde ich gut! Ob diese Bewegung das Land überrollen wird? Nein, davon bin ich überzeugt! Fleisch stand schon immer auf dem Speiseplan, und aus einer vernünftigen Quelle gekauft, gehört es auch zu einer gesunden Ernährung, zumal die Bioverfügbarkeit der enthaltenen Vitalstoffe sehr viel höher ist, als bei den meisten pflanzlichen Produkten. Nur eben nicht in den heute verzehrten Mengen!

Wenn Kannibalen Veganer grillen, ernähren die sich dann vegan?

Ich war selbst mal kurz davor, aus Tierschutzgründen Veganer zu werden, habe dann aber gerade noch mal Schwein gehabt. Im wörtlichen Sinne habe ich das Projekt abgebrochen. Seltsam fand ich allerdings schon immer, wenn Veganer aus Tofu gebastelte Burger, Schnitzel und Würstchen futtern. Was soll das? Ich knete mir aus Mett ja auch keine Salatblätter! Essen Veganer eigentlich Fleischtomaten und Blutorangen? Die Hardcorefraktion eher nicht. Die frühstücken dann wohl lieber einen Fleischesser, damit der dann kein Fleisch mehr isst. Immerhin: So würden sie zumindest an ausreichend Vitamin B_{12} kommen. Das beruhigt zumindest die Nerven.

Frutarier – ethisch einwandfrei?

Eine kleine Gruppe in Deutschland treibt den Naturschutzgedanken noch weiter, als die Vegetarier und Veganer: Die Frutarier. Die sterben zwar aus, aber sie gibt es noch! Sie wollen nicht nur gut zu den Tieren sein, sondern auch zu den Pflanzen. Auch denen soll kein Leid geschehen, also essen sie nur, was die Natur hergibt, ohne dass die Stammpflanze dabei geschädigt wird. Also zum Beispiel Samen, Nüsse und was ein Baum freiwillig fallen lässt. Frutarier denken, das wäre ethisch einwandfrei. Nur: Der Apfelbaum gibt sein leckeres Äpfelchen in der Hoffnung her, dass beispielsweise ein Wildschein alles inklusive Kerne verputzt, die dann zusammen mit dem Dung unverdaut irgendwo in der Nähe wieder ausgeschieden werden. Nur so kann dort ein neues Apfelbäumchen wachsen. Das ist der Deal zwischen Sau und Baum. Wenn Frutarier also wirklich ethisch einwandfrei handeln möchten, müssen sie ebenfalls Apfel inklusive der Kerne futtern und dann irgendwo im Garten des Nachbarn, ähm, sagen wir mal, wieder dem natürlichen Kreislauf zuführen.

Gemüsepflanzen stehen nicht auf ihrem Speiseplan. Denn durch den Verzehr von Blättern, Stielen oder Wurzeln würde die Pflanze zerstört. Eine Möhre kommt eben nicht selbst aus dem Boden gekrochen. Sollte sie von unten von einem

Maulwurf nach oben gestoßen worden sein, darf ein Frutarier sie trotzdem nicht essen, sondern wird sie vermutlich behutsam in den Boden drücken.

Wirklich gesund ist diese Ernährungsform nicht, weil Frutarier unter einem Mangel an unterschiedlichsten Vitaminen, Mineralien und Eiweiß leiden. Das ist wohl auch der Grund, warum die nicht so militant wie einige Veganer auftreten: ihnen fehlt die Kraft dazu. Dennoch gibt es auch hier berühmte Menschen, die sich zumindest eine Zeit lang frutarisch ernährt haben – Mahatma Gandhi zum Beispiel, der das allerdings aus gesundheitlichen Gründen wieder aufgeben musste. Und Steve Jobs soll über seine zeitweise frutarische Ernährung sogar auf den Namen Apple gekommen sein. Das könnte erklären, warum die Frutarier, wie das iPhone, so oft Energie nachladen müssen. Aber man muss ja auch zugeben, dass es Glück ist, dass er die Firma in dieser Lebensphase gegründet hat – ein Handy sähe einfach nicht so schön aus, wenn es als Logo auf der Rückseite eine abgebissene Bratwurst hätte.

Ist der Mensch ein Allesfresser?
Aufs Gebiss geschaut

*M*orgens ein Frühstücksei, mittags eine Salamipizza und abends ein Salat mit Feta und Thunfisch – gibt das ungefähr deine Mahlzeiten an einem Tag wieder? Dann bist du ein Omnivor. Ein sogenannter Allesfresser. Omnivor klingt ein bisschen fies, aber genau mit dieser Eigenschaft hat sich der Mensch an die Spitze der Nahrungskette gemampft. Ich fühle mich da oben ganz wohl.

Bevor Faktoren wie Religion, Geschmack und das soziale Gewissen einen Einfluss auf die Nahrungsaufnahme hatten, futterte der Mensch, was die Natur so hergab und womit er sich die Backen vollmachen konnte. Im Gegensatz zu vielen Tieren, die sich auf eine einseitige Ernährung festgelegt haben, wie Raubtiere mit Fleisch, die Kuh mit Gras oder der Panda mit Bambus, ist der Mensch nicht abhängig von nur einer Nahrungsquelle. Und das ist auch gut so, denn nur so konnte der Mensch Dürreperioden und Eiszeiten überstehen.

Eine einseitige Ernährung hätte schnell das Aus unserer Existenz bedeuten können.

Ein Blick auf die Anatomie des Menschen zeigt, dass der Mensch sich zwischen den reinen Fleisch- und Pflanzenfressern einreiht. Jemand kann der überzeugteste Veganer des Planeten sein, das Gebiss weist ihn trotzdem schonungslos und eindeutig als Allesfresser aus. Die vorderen Schneide- und Eckzähne dienen zum Beißen von Fleisch. Mit den hinteren, abgeflachten Backenzähnen wird die vorwiegend pflanzliche Nahrung dann zerkaut. Wenn man dagegen mal einen Blick auf das Gebiss eines reinen Fleischfressers riskiert – möglichst ohne dabei gebissen zu werden – sieht man den Unterschied. Lauter scharfe und spitze Reißzähne, dafür fehlen aber die flachen Backenzähne. Die hat beispielsweise das Schaf zum Zermahlen von Nahrung. Aber nicht nur die Zähne bieten einen guten Anhaltspunkt darüber, dass wir Menschen nicht reine Pflanzenfresser oder reine Fleischfresser sind. Vergleicht man den Verdauungstrakt von Menschen und Tieren, liegt unsere Spezies wieder genau dazwischen. Während Raubtiere einen kurzen und glatten Darm haben, um das Fleisch schnell zu verdauen, haben die Pflanzenfresser einen wesentlich längeren Darm, um komplexe Kohlenhydratverbindungen, wie Heu oder auch Baumrinde, zu Nährstoffen zu machen. Der Mensch liegt dazwischen und ist in der Lage sowohl Fleisch als auch pflanzliche Nährstoffe ordentlich zu verarbeiten. Das zeichnet ihn als Omnivoren aus.

Bei unseren nächsten Verwandten finden sich Hinweise darauf, dass der Mensch nicht als Vegetarier konstruiert wurde. Bei den Menschenaffen finden sich nämlich ebenfalls Jäger mit Lust auf Fleisch. Schimpansen hat man zwar aus dem Zoo als gemütliche Bananenfresser im Kopf. Das ist aber nur ihr Showmodus, den sie sich für uns Menschen ausgedacht haben. In freier Wildbahn zeigen sie ihre andere, weniger friedliche Seite. Da jagen sie kleinere Tiere und fressen sie auch. Sogar Affen bis hin zu Pavianen stehen auf ihrem Speiseplan. Sie sind eben doch unsere nächsten Verwandten. Die Emanzipation hat dabei noch keinen Einzug ins Affenleben erhalten. Vor allem Männchen gehen auf die Jagd und teilen dann die Beute unter sich auf. Weibchen gehen meistens leer aus oder müssen sich das Fleisch verdienen. Wie das? Das Männchen, das ein ordentliches Stück Fleisch mit nach Hause bringt, darf sich berechtigte Hoffnungen aufs Kuscheln machen. So sorgt das Rudel auch dafür, dass es stark bleibt – die guten Jäger vermehren sich, die schlechten sterben aus. Der beste Jäger wurde letztendlich der Mensch, und darum sind wir heute wie wir sind – Omnivoren. Heutzutage ernähren sich die meisten Menschen omnivor. Sie haben die freie Auswahl und dürfen schlicht alles essen ohne künstliche Einschränkungen, giftige Sachen mal ausgeschlossen. Aber das gilt auch für alle anderen Ernährungsarten.

Ernährungsreligion

Ernährung ist für viele eine Ersatzreligion geworden. In einer Zeit, in der wir nicht mehr wissen, wie sicher unser Arbeitsplatz ist, der Wald nicht mehr wegstirbt, Kriege völlig unübersichtlich geworden sind, Atomkraftwerke abgeschaltet werden, brauchen einige Menschen eben eine Sinnhaftigkeit, eine Aufgabe in ihrem Leben. Dann kann beispielsweise die Ernährung dazu dienen – zumal es derzeit hip ist, sich mit einer bestimmten Ernährungsform zu profilieren. So werden Glaubensbekenntnisse in die Welt getragen. Andersgläubige werden diffamiert, quasi wie in einem Religionskrieg. Ich meine: Einfach machen und machen lassen. Lasst uns in Frieden zusammen das Brot brechen. Oder die Bratwurst. Oder den Tofu.

Letztendlich ist es gleichgültig, woher der Organismus seine lebensnotwendigen Nährstoffe bekommt: Sie müssen nur da sein. Wer zum Beispiel sehr wenig qualitatives Eiweiß isst, der ruft das fehlende Eiweiß für die Immunabwehr-, Hormon- und Enzymproduktion einfach aus den größten Speichern ab, solange die noch was hergeben: den Muskeln. Das sind unsere größten Eiweißspeicher. Bis sie eben nicht mehr genügend Eiweiß haben, weil es abgebaut wurde. Und das kann insbesondere jenseits der 30er Jahre durchaus zu optischen Unpässlichkeiten führen: bei vielen Männern schwillt das Currywurst-Endlager direkt hinter dem Bauchnabel an, wogegen der große Popomuskel zur Eiweißnotversorgung jahrelang abgetragen wird. Diese Exemplare sehen in Badeshorts ziemlich lustig aus: Der untere Rücken geht übergangslos in die Oberschenkelrückseite über. Der Hintern sieht aus wie weggefräst.

Bei Frauen entwickelt sich mit unregelmäßiger Eiweißversorgung gepaart mit Bewegungsmangel eher der Winkearm: Nach Beendigung des Winkens winkt die Armrückseite höflich weiter. Gegen diese optischen Unpässlichkeiten gibt es zwei Strategien.

1. Faustformel: Die regelmäßige Eiweißbetankung

Keine Unmengen an Eiweiß, aber eben regelmäßig. Das ist ein entscheidender Grundsatz meiner persönlichen Ernährung, und zwar seit unzähligen Jahren. Und die Menge sollte praxistauglich portioniert werden.

Nimm als Orientierung meine Faustformel: Mindestens dreimal täglich entweder deine Faustgröße, wenn es sich um einen Eiweißlieferant mit eher fester Konsistenz handelt, also zum Beispiel Quark, körniger Frischkäse, Tofu-Bratlinge oder Eier. Oder du nimmst deine Handflächengröße und -dicke bei flachen Eiweißlieferanten, das ist Fleisch, Fisch, Wurst oder Schnittkäse. Oder deine Doppelfaust bei flüssigen Eiweißlieferanten, zum Beispiel Joghurt, Linsen oder einem Eiweißshake. Was bei der flüssigen Variante nicht zählt, ist Eierlikör. Obwohl, über den Tag verteilt dreimal davon eine Doppelfaustgröße? Dann ist dir deine Figur danach zumindest völlig egal!

Eiweiß macht länger satt, weil es ein paar Kohlenhydrate vom Teller schubst. Eiweiß macht schön, ist das Make-up von innen. Eiweiß regeneriert die ausgelutschten Muskeln. Und gerade *sie* sind es, mit denen wir Lebensenergie produzieren. *Sie* sind es, die das Immunsystem über so genannte Myokine unterstützen, Krankheiten zu bekämpfen. Sie sind es, die ununterbrochen Kalorien benötigen, sogar nachts während wir schlafen. Rund um die Uhr – weil sie deinen Grundumsatz, also den Dauerkalorienverbrauch, erhöhen. Es gibt so viele Gründe, mehr auf gute Eiweißquellen zu achten, die am besten immer auf einem dicken Gemüsebett liegen sollten.

2. Muskeln machen sexy – und steinalt

Muskeln sind unser Lebensmotor. Denn letztendlich sterben wir an Sarkopenie – dem Abbau unserer Muskeln und der damit massiv eingeschränkten Beweglichkeit im Alltag, die zum Bewegungsmangel führt. Und der lässt wiederum unbenutzte Muskeln weiter abbauen. Dann müssen auch die Organe, wie zum Beispiel das Herz, immer weniger Muskelversorgungsarbeit leisten, weshalb es sich unterfordert und gelangweilt immer mehr in den Ruhestand verabschiedet. Höchste Zeit, sich um die Muskeln zu kümmern – zur Altersvorsorge, zur Krankheitsbekämpfung, zur Dauerfettverbrennung. Doch die meisten von uns kämpfen den verzweifelten Kampf gegen einen unsichtbaren Gegner: die Gravitation.

Aggressive Gravitation

Eigentlich hat man auf dem Weg zur gesunden Fitness nur einen Gegner: Die Erdanziehungskraft! Nun muss man die Gravitation natürlich nicht komplett überwinden und sich als Astronaut anmelden, es reicht schon, sie in ganz kleinen Bereichen zu besiegen. Bei Frauen schlägt sie oft vorne zu, bei Männern eher hinten. Angela Merkel hat zum Beispiel mit außerordentlich aggressiver Gravitation zu kämpfen. Nein, nicht, wo Sie jetzt denken. In den Mundwinkeln! Die zieht die Erdanziehung einfach nach unten. Sonst würde sie den ganzen Tag lächeln, davon bin ich überzeugt.

Der schlimmste Herd aggressiver Gravitation befindet sich in fast jeder Wohnung Deutschlands jedoch direkt unter dem Sofa. Wer kennt das nicht: Da möchte man doch so gerne zum Sport gehen, stolpert über die Turnschuhe, fällt in den Jogginganzug, landet auf dem

>>Kommst du mit zum Sport?<<
>>Ich kann nicht, ich bin krank.<<
>>Oje, was hast du denn?<<
>>Gravitation!<<

Sofa und bestellt aus Versehen eine Pizza. Wie schusselig. Bis auf den letzten Fauxpas war der Auslöser vielleicht eine unüberwindbare, unsichtbare Kraft namens Gravitation. Während man sitzt, fällt sie nicht auf, sie spart sich ihre ganze Energie für den Augenblick, in dem man aufsteht. Dann zieht sie einen runter. Verschwörungstheoretiker gehen davon aus, dass die Werbeindustrie dahinter steckt, denn meistens steht das Sofa ja gegenüber vom Fernseher. Und die Gravitation ist hinterhältig! Wenn man nämlich in die Küche möchte, um sich etwas zu essen aus dem Kühlschrank zu holen, dann kann man problemlos aufstehen. Also im Zweifelsfall einfach sagen »Hach, jetzt ein paar Chips!«, und dann einfach abhauen zum Sport.

Wann ist man fit?

Sport ist Mord – jeder kennt den Spruch. Und er stimmt: Wer mit Erkältung und Infektionen weiterhin hart trainiert, riskiert eine Herzmuskelentzündung. Weil Bakterien und Viren dort durchgespült werden und einige sich hartnäckig im Herzmuskelgewebe festkrallen. Dort verstecken sie sich und warten auf die nächste Chance: auf eine Zeit mit erneut geschwächtem Immunsystem. Dann machen sie dich vielleicht fertig. Wer sich aber nach Erkältungen auskuriert und dann erst wieder sportelt, bleibt umso gesünder. Und wird viel älter. Deshalb gilt: Sport ist Mord, aber ohne Sport, bist du noch schneller fort. Wie wäre es mit einem neuen Standardspruch? Zum Beispiel »Turne bis zur Urne«. Damit du jung und fit bleibst beim Älterwerden.

Was genau ist »Fitness«?

Ganz einfach: Fit ist der, der alles tun kann, worauf er Lust hat. Für den einen ist es der Traum, an einem Marathon teilzunehmen und durchzuhalten. Für den anderen ist es einfach nur der Wunsch, drei Etagen Treppe steigen zu können ohne Nahtoderlebnis.

Selbst die Sport-Allergiker, die bisher denken, dass Bananen schälen auch als Sport zählt, können es mal ganz locker angehen. Mit dem wohl einfachsten und gleichzeitig effektivsten Sportprogramm der Welt. Und ich verspreche: du kommst nicht ins Schwitzen!

Das einfachste und effektivste Sportprogramm der Welt

Setze dich aufrecht hin, drehe deinen Kopf einmal schnell nach links und langsam wieder zurück. Dann drehst du den Kopf schnell auf die andere Seite und langsam wieder zurück. Und nun einmal, schnell nach links, schnell nach rechts. Fertig. Das war das Training.

Bald kommt die Praxis: Wenn in Zukunft jemand mit einem Stück Torte auf dich zusteuert, rufst du schnell die eben gelernte Choreografie ab: Kopf ganz schnell nach links und rechts drehen.

Dann ohne Unterbrechung wiederholen. Solange durchhalten, bis der Tortenlieferant abdreht. Denn genau dann hast du Kalorien im Verhältnis von zirka 30 Minuten schnellem Rennen, 60 Minuten zügig schwimmen oder zwei Stunden stramm mit dem Hund Gassi gehen weggeschüttelt! Soll heißen: ab und zu mal ein konsequentes »Nein, das muss jetzt nicht sein«.

Ich weiß, wie schwer das einigen fallen wird. Denn viele haben Probleme mit ihrem Genick. Eine Rechts-Links-Blockade. Dagegen funktioniert der Wackel-Dackel eigentlich immer. Und mit ihm wandert eben eine Menge Überschussenergie ins Kalorien-Parkhaus. Man will ja auch höflich bleiben und den Anbieter nicht vergraulen. Tja, die sozialen Ess-Zwänge sorgen oftmals für eingezwängtes Fett in Hosen und Blusen. Der Lieferant ist glücklich, einen Futter-Verbündeten gefunden zu haben, und man selbst wird zunehmend unglücklich, wenn die Figur zunehmend aus der Form gerät. Bis wir zu Hause beschließen, mal wieder was abzunehmen. Am liebsten den Spiegel.

Was ist mit der Treppe?

Langweilig, immer wieder den Tipp »Nimm die Treppe statt den Fahrstuhl« zu zitieren. Aber genau hier erkennen wir, was unser Bauch eigentlich für ein Dickkopf ist: Jeder kennt den Tipp, nur wenige tun es konsequent. Gehörst du dazu? Natürlich basteln ein paar Treppenstufen keinen fettfreien Körper. Hier geht es vielmehr um die Grundeinstellung zum Thema Bewegung: Wer sich nicht einmal die Treppe hochwuchten kann, wer will dann jemals erwarten, regelmäßig zu sporteln?

Sportlegastheniker können an der Treppe »Referenzerlebnisse« sammeln: Du tust es einfach konsequent und dir wird bald bewusst, dass es einfach ist. Nur eine Gewohnheit, mehr ist es nicht. Das fühlt sich gut an. Und genau dann macht der Bauch auch vielleicht ein paar andere sportliche Aktivitäten mit. Probiere es. Nimm sie, die Treppe. Und wenn du jede zweite Stufe nimmst, kommst du nicht nur schneller oben an, sondern auch schneller zum knackigen Heckantrieb, weil sich die beiden großen Popomuskeln mehr anstrengen müssen.

Vorsicht: Sport macht dick

Bei meiner Arbeit als Fitness-Coach konnte ich es oft beobachten: langfristig wurden viele Hobbysportler immer gewichtiger. Und ich meine damit nicht unbedingt Muskeln, sondern Fett. Der Grund: bei sehr vielen Sportarten wird der Kalorienverbrauch massiv überschätzt. Beispielsweise beim Nordic Walking. Stundenlanges Stöckchen schleifen, danach motiviert nach Hause kommen und sich mit bestem Gewissen kreuz und durch die Küche futtern. Dabei werden unter Garantie erheblich mehr Kalorien importiert, als vorher weggestöckelt wurden. Auch beim Schwimmen ist zu beobachten, dass viele eher Treibholz spielen und sich danach bei einem mitgebrachten Käsebrot und einer Apfelschorle regenerieren. Auch hier übersteigt der Input fast immer den Output. Klar, Fett schwimmt oben, dann wird das Schwimmen zukünftig zumindest einfacher. Erfolg bringt es aber Figur technisch weniger.

Egal, wie langsam du joggst oder walkst ... du bist immer noch schneller als jeder auf der Couch.

Jedes bisschen zählt!

Nicht dass wir uns falsch verstehen: Jedes bisschen Sport, egal wie untertourig rumgehampelt wird, ist gut! Und wesentlich besser als bewegungsallergisch auf der Couch herumzuliegen. Keine Frage! Aber die Motivation kann empfindlich gestört werden, wenn der Zeitaufwand für den Sport die Erwartungen nicht nur nicht erfüllt, sondern sogar ins Gegenteil dreht. Daher lautet mein Rat: Komm richtig ins Schwitzen! Wenn Wasser aus der Haut rauskommt, ist da nichts kaputt. Das ist gut! Und es zeigt dir, dass deine Muskeln arbeitsintensiv Wärme produzieren, die dann mittels austretender Kühlflüssigkeit wieder herunterreguliert wird, damit dein Muskelmotor nicht zu heiß läuft.

Es zeigt, dass die Intensität hoch genug ist, um Anpassungsprozesse, also eine gesteigerte Leistungsfähigkeit, zu ermöglichen. Natürlich sind lange, lockere Trainingseinheiten bei verhältnismäßig niedrigem Puls in Ordnung. Insbesondere bei Sportfrischlingen, die erst einmal ihren Körper kennenlernen müssen. Es fördert auch die Grundlagenausdauer und baut Stress ab. Wer aber schon relativ regelmäßig sportlich rumhampelt, kann auch mal nach dem für die Fitness und Fettverbrennung enorm effektiven »High Intensiv Intervall Training« googeln. Und es dann mal ausprobieren. Plötzlich öffnen sich neue Möglichkeiten: Das Training dauert nur wenige Minuten, und die Kalorienvernichtung läuft auch aufgrund der hohen Beanspruchung noch Stunden nach Beendigung. Auch dann noch, wenn du danach auf der Couch liegst und »Wer wird Millionär« schaust.

Fettverbrennung erst ab 30 Minuten! Stimmt das?

Jeder kennt diese Ansage. Und sie ist hochgradig demotivierend. Alles vorher für umsonst? Leider korrekt. Zumindest dann, wenn du vor dem Sport ordentlich Kohlenhydrate tankst. Hierzu eine bildliche Erklärung: Kohlenhydrate sind der bevorzugte Brennstoff unserer Muskelkraftwerke. Kartoffeln, Reis, Brot, Müsli, Süßigkeiten und gezuckerte Getränke brennen schnell wie Papier. Die in der Prinzenrolle und dem Schenkelmatsch gespeicherten Fette glühen dagegen nur langsam, dafür aber lange vor sich hin, wie Briketts. Schnell wird klar: Wer vor dem Fettverbrennungstraining ordentlich Papier auftankt, wird erst bei abnehmendem Papierspeicher in den Muskelkraftwerken nennenswerte Mengen »Briketts«, also Fett verbrennen. Da reicht auch schon vor dem Sport eine Vollkornschnitte oder ein Teller Cornflakes, um der Fettverbrennung fette Bremsbacken anzulegen.

Natürlich verbrennt man ab der ersten Minute Fett. Aber nur in homöopathischen Mengen. Auch die allseits immer wieder zitierte Apfelschorle als »bestes Sportlergetränk« ist Quatsch, wenn es das Ziel ist, die Überschusskalorien aus dem Fettgewebe zu locken. Denn in der Schorle steckt Naturzucker. Und der bremst ebenfalls die Fettverbrennung aus. Immer wieder sehe ich Walker mit Gürteln voller Apfelschorle. Gut, möglicherweise ist es Morgenurin. Das kann man nicht so gut auseinanderhalten. Für die Fettverbrennung wäre es sicher besser als Apfelschorle, aber die schmeckt dann doch besser. Warum nicht einfach nur Wasser? Vielleicht mit einem Spritzer Zitrone?

Wer Fett glühen lassen will, geht morgens nüchtern laufen. Oder isst möglichst viele Stunden vorher einfach möglichst wenig Kohlenhydrate. Einen Versuch sollte es wert sein.

Nach dem Sport sollte möglichst bald eiweißbetont gegessen werden. Auch wenn kein akuter Hunger besteht, weil die durch den Sport ausgeschütteten Glückshormone noch eine Polonaise durch den Körper machen. Sobald die aber fertig damit sind, bemerkt unser Gehirnmatsch den durch den Sport hervorgerufenen Unterzucker. Schnell schaltet das Hirn wieder die Kontrollinstanz aus

Pause nach dem Sport ist wichtig. Ich mache immer so 2-3 Jahre.

und lenkt uns zur nächsten Zucker- und Weißmehlquelle. Wer aber nach dem Sport bald Fisch mit Gemüse, einen Salat mit Tofu oder ein Rührei futtert, bringt auch nachhaltig Ruhe ins System. Der Hungerkoller bleibt auf der Strecke und du kontrollierbar.

Nudeln? Basta mit Pasta!

Gerade Teigwaren wie Nudeln stehen bei Ausdauersportlern hoch im Kurs. Doch Vorsicht: Teigwaren heißen Teigwaren, weil die früher mal Teig waren, also aus Mehl bestehen. Und Mehl, vor allem das weiße, gelangt sehr schnell in die Blutbahn, so wie Zucker. An dieser Stelle melden sich immer wieder welche, die sagen: »Aber die Tour de France-Fahrer essen doch auch Nudeln!« – Stimmt. Aber die fahren da ganz nebenbei auch noch Hunderte Kilometer in Höchstgeschwindigkeit Berge rauf und runter. Das dürfte das Pensum des einen oder anderen Hobbysportlers doch sicher geringfügig übertreffen?

Muskelmotor

Stelle dir den Muskel vor wie einen Motor. Sportlich trainierte Muskeln, wie die der beruflichen Rennradfahrer, sind enorm Hubraumstark. Sie brauchen deshalb auch schon in Ruhe deutlich mehr Sprit. Und das Muskelsuperbenzin sind eben die Kohlenhydrate! Wenn Profi-Radler am Berg ihren Motor bis kurz vor den roten Drehzahlbereich jagen, werden enorme Mengen Kohlenhydrat-Benzin benötigt. Genau wie beim Auto viel mehr Sprit verheizt wird, wenn man so schnell fährt, dass man fast in der Zeit zurückreist. Wer aber nicht hauptberuflich Räder in die Berge jagt, sondern vielmehr als Sitzriese seinen hubraumschwächeren Muskelmotor permanent an der Keksdose oder in der Kantine mit Muskelbenzin flutet, bei dem schwillt eben der Außentank an! Hobbyradrennfahrer investieren in ein Rennrad auch schon mal 5000 €, weil es 2 kg weniger wiegt als ein Standard-Bike. Würden sie stattdessen einfach regelmäßig die Nudelparty schwänzen, wären sie ruckzuck 2 kg Fett-Ballast los. Das wäre erheblich günstiger.

Du siehst: Ich habe nichts gegen Kohlenhydrate! Ich finde nur, man sollte dieses Muskelbenzin im Motor einfach wieder verbrennen, damit es nicht extern endgelagert wird.

Die beste Sportart?

Unsere Vorfahren sind gerannt, um Fett zu fangen. Und wir rennen heute, um es wieder loszuwerden. Rennen soll dem Körperfett ja am effektivsten Beine machen. Doch was ist, wenn das Fahrwerk doch lieber ausschließlich zum zur Show stellen von Schuhen benutzt wird? Laufen einfach keinen Spaß macht?

Die beste Sportart ist und bleibt die, die gerne gemacht wird. Denn nur wer regelmäßig seine

Muskeln strapaziert, wird auch das überschüssige Benzin verbrennen. Egal, ob beim Tanzen, Toben, Turnen – ob zu Lande, Wasser oder in der Luft. Natürlich gibt es Sportarten, die effektiver sind, wenn es um die reine Aufwand-Nutzen-Relation geht. Und da kommt keiner um eine Sportart herum, die auch immer mehr in den Medien gefeiert wird: Krafttraining. Das ist pure Muskelverdichtung!

Und liebe Damen, keine Sorge: Vom Krafttraining wachsen nicht Schwarzenegger-ähnliche Muskeln. Nicht von rosa Hanteln! Und auch nicht, wer bei dem Sport Vollgas gibt, statt nur an den Fitness-Geräten herumzuzupfen. Selbst die Männerfraktion müht sich ab und schafft es kaum, dickere Arme zu bekommen. Obwohl bei ihnen als Schützenhilfe erheblich mehr Muskeln aufbauendes Testosteron im Blut paddelt.

Ab ins Fitti!

Ich gebe zu: Ich bin voreingenommen in Bezug auf Fitness-Studios. Weil ich als Fitness-Coach viele Jahre intensiv mit der Branche zu tun hatte. Und ich kann fast nur Gutes an ihr lassen. Mich macht es daher traurig, wie viel Blödsinn teilweise immer noch über das Muskeltraining im Studio in der Bevölkerung verankert ist. Da gibt es noch einige Erkenntnisresistente. Wer schon mal ernsthaft trainiert hat, wird die Vorzüge kennen und sie nicht mehr missen wollen. Es ist also nur eine logische Folge, dass mittlerweile mehr Menschen im Fitness-Studio angemeldet sind als in allen Deutschen Fußballvereinen zusammen. Angemeldet, aber nicht regelmäßig dort hingehen. Genau dann bringt natürlich die monatliche Abbuchung nichts, da das Fett leider nicht gleichzeitig vom Kalorienkonto eingezogen wird. Dort muss schon geackert werden. Aber eben nicht oft, sondern intensiv. Genau *das* ist der Trick für ein erfolgreiches Muskeltraining.

> »Ich gehe wöchentlich zweimal laufen und dreimal ins Fitnessstudio!«
> »Respekt! Seit wann machst du das?«
> »Seit morgen.«

Der Muskel ist eine faule Socke

Unsere Muskeln brauchen ständig Kalorien, rund um die Uhr. Und genau diese waren Millionen Jahre lang Mangelware. Daher wird der Muskel kaum mit einer Muskelverdichtung reagieren, die dann den Organismus noch mehr Kalorien kosten. Die Fred Feuerstein-Gene leben sozusagen noch bei Wilma, also in der kalorienarmen Steinzeit.

Wenn damals unser Vorfahre sofort Muckis aufgebaut hätte, als er im Vorgarten ein paar Steine gelupft hatte, wäre der bei der ersten Kaloriennot tot gewesen, quasi verhungert. Vom Steinzeit-Adonis stammen wir wohl nicht ab. Eher von denen, die besonders effektiv Überschusskalorien in Fettmatsch verwandeln konnten. Tolles Erbe! Aber immerhin: Weil wir dadurch bis heute überlebt haben, können wir heute Currywurst mit Pommes futtern. Und danach noch ein Snickers. Weil unser Ururur-Opa so gut Fett einlagern konnte hatte er die ganz schweren Zeiten überlebt.

Wer seine Muskeln aufwecken will, muss hämmern, nicht leicht klopfen. Also Gas geben und ihn zur Anpassung zwingen. Deshalb ist es Quatsch, wenn in Frauenzeitungen eine Beinchenheben-Übung von durchgestylten, dauergrinsenden Knochenmobiles gezeigt wird, mit der Empfehlung, diese Übung nun zweimal mit jeweils 15 Wiederholungen zu machen. Wer aber nach 15 Wiederholungen noch locker hätte ein paar rausquetschen können, hat seinen Muskel nicht in den Grenzbereich getrieben – genau dahin, wo er sich anpassen muss. Die Urzeit-Muskelgene kichern unterfordert vor sich hin und verändern dann genau nichts! Weil sie mit der Belastung gut klarkommen.

Deshalb gibt es ein »Gesetz des Erfolgs« beim Muskeltraining: Mach so viele Wiederholungen, bis der Muskel richtig brennt ... und dann noch fünf! Die Intensität ist erheblich wichtiger als die Trainingshäufigkeit. Zweimal pro Woche reichen völlig aus. Streber dürfen auch dreimal. Mehr muss nicht! Wer sich dann aber richtig ins Zeug legt, erschreckt die Muskeln so sehr, dass sie eingeschüchtert die Verdichtung vorantreiben. Koste es was es wolle. Eben auch Kalorien, bestenfalls aus den Langzeitspeichern und rund um die Uhr. Weil du es ihnen als Chef ausdrücklich gezeigt hast, dass das jetzt sein muss. Und beim nächsten Training quetschst du noch 1-2 Wiederholungen mehr raus. Damit du den Überblick behältst, schreibst du die Wiederholungszahlen fleißig in deinen Trainingsplan.

Als Fitness-Profi möchte ich noch Folgendes unbedingt loswerden: Übungsqualität geht ausdrücklich vor Quantität! Daher bist du in einem Fitness- oder Zirkelstudio mit hoffentlich gut ausgebildetem Personal am besten aufgehoben. Gehe hin und lass dir die so genannten »Grundübungen« zeigen. Oder nimm an einem effektiven Trainingszirkel teil. Dann bist du auch nach einer halben Stunde fertig, bestenfalls fix und fertig und zudem glücklich. Ich habe schon unzählige Menschen mit ihrer Skepsis vor dem Besuch und enormen Begeisterung nach den ersten Trainingseinheiten erlebt. Sie starten in ein

Frauen schwitzen nicht. Sie glitzern!

neues Leben mit mehr Kraft und Leidenschaft.
Und dann macht das Muskeltraining Spaß, weil du
die Lebensenergie zurückholst, die du vielleicht
schon lange vermisst hast. Und die Fettkalorien?
Die verbrennen im Fegefeuer des Muskeltrainings.
Wie schön wäre es, wenn die jetzt noch dabei
schreien würden …

Und komm mir niemals mit dem Spruch: »Dafür
bin ich zu alt«. Deine Muskeln kennen kein Alter.
Also, Alter: los geht's, komm ordentlich ins Glitzern. Die Fähigkeit zu glitzern hat uns übrigens zu
dem gemacht, was wir heute sind.

Schwitzen –
eine unglaubliche Erfolgsstory

*D*er Mensch hat die unglaublichsten Dinge erfunden: Tischtennisschläger, Thermoskannen, Toilettenpapier. Diese Erfindungen gehen auf das Konto unseres Gehirns. Das Gehirn wiederum hat es nur so weit gebracht, weil unser Organismus gelernt hat, haarlos zu transpirieren.

Ein Rückblick: Als unseren afrikanischen Urgroßvätern und -müttern aufgrund zu heißer Sommer immer mehr Bäume wegstarben und sich die Savanne somit immer mehr ausdehnte, wurde das ursprüngliche Futter knapp, was zuvor frisch und saftig noch in den Bäumen baumelte. Also fielen die affenähnlichen Wesen von ihrem Geäst herunter, um dann zwangsläufig am Boden der Tatsachen auf die Jagd zu gehen. Blöd nur, dass die im Vergleich zu anderen Tieren in Sachen Kraft und Schnelligkeit irgendwo im Mittelfeld rumdümpelten. Wenn der Urmensch nicht gerade direkt am Meer vom Baum kippte, wo er Fische schälen konnte, musste er sich mit eben dem zufrieden geben, was die anderen Wildtiere von der Beute übrig ließen. Und das war Hirn und Rückenmark, weil es gut verpackt von Wirbel- und Schädelknochen umhüllt war.

Das Zeug wird heute nicht unbedingt als Delikatesse durchgehen, aber den Vorfahren muss es gelungen sein, Schädel und Rückenmark zu öffnen. Der Inhalt war unglaublich wertvoll: Hirn und Rückenmark bestehen fast vollständig aus Eiweiß und besonders viel hochwertigen Fetten. Diese sehr hohe Energiedichte und Bausteinvielfalt ermöglichte in den nachfolgenden vielen 100 000 Jahren eine Verkleinerung des Verdauungstrakts und eine starke Vergrößerung des Gehirns. Letzteres half bei der Entwicklung effektiver Jagdtechniken in der Gruppe. So kam es selbst zur Überlegenheit gegenüber viel stärkeren, schnelleren Tieren. Doch das reichte noch nicht aus ...

Zum Erfolg geschwitzt

Stärkere und schnellere Tiere haben meist etwas dagegen, dass sie zur Erhaltung der Menschenrasse angeknabbert werden. Also wehren sie sich oder rennen einfach weg. In der Gruppe konnten stärkere Tiere mit Taktik ins Jenseits befördert werden. Für die schnelleren Tiere schaffte der

Mensch eine weitere Grundlage des evolutionären Erfolgs: Er verlor sein Fell. Und er begann auf der Haut, Wasser zu verdunsten – er transpirierte! Wenn Kalorien zu Bewegungsenergie umgewandelt werden, entsteht Wärme. Die heizt den Körper auf. Je mehr Wärme als »Bewegungsabfall« produziert wird, desto langsamer wird das Tier, um sich vor einer Überhitzung zu schützen.

Es gibt durchaus Tiere, die schwitzen, beispielsweise das Pferd. Aber nach vielen Kilometern zügigem Tempo muss es sich entscheiden zwischen weiterlaufen oder wegen Überhitzung ins Jenseits zu galoppieren. Da der Mensch sehr gut Wasser auf seiner Haut verdunsten lassen kann, kühlt er schon während des Heißlaufens mithilfe des Gegenwindes sehr effektiv herunter. Und ermöglicht so Laufstrecken bei moderatem Tempo, die kein Tier der Welt auch nur annähernd auf zwei oder vier Beinen schafft. Die Beute wurde schlicht in den Hitzetod gelaufen. Und so stand es als Futter für das wachsende Hirn zur Verfügung, das immer klüger wurde. Bis der Mensch Waffen und Fallen erfand, was weniger Lauferei erforderte.

Wenn du auch mal außerhalb des Sports stark schwitzt, dann erinnere dich dankbar daran, dass nur wegen dieser heute in bestimmten Situationen wortwörtlich überflüssigen Eigenschaft das Hirn Maximalgröße erreichen konnte. Trink darauf einen!

Wer viel glitzert, muss viel trinken!

Trinken ist wichtig. Millionen Jahre gab es ausschließlich Wasser. Das Zeug ist auch verdammt viel rumgekommen. Das Wasser, was du heute getrunken hast, ist schon durch viele Körper durchgeflossen. Irgendwie kein schöner Gedanke. Wird es vielleicht deshalb heute so aufgemotzt? Unzählige Geschmacksstoffe, Aromen, Stabilisatoren und Farbstoffe: rot, gelb, grün, blau, pink ... mich würde es nicht wundern, wenn das Zeug eines Tages mal blinkt! Kann das gesund sein?

Würdest du in einer Wanne voller Cola oder Brause deine Wäsche waschen? Oder darin baden? Nein, du möchtest es nicht an dir dran haben. Aber reinschütten *in* den Körper geht? Das tun viele Menschen, weil sie denken, dass der Körper sich schon darum kümmert. Bis er keine Lust mehr hat, dann rebelliert er auf irgendeine Weise. Und dann heißt es: »Plötzlich ging's los!«

Also doch lieber Säfte trinken? Die sind doch so gesund? Denkste!

Saft macht die Leber fett

Natürlich ist gegen einen frisch gepressten Saft nichts einzuwenden. Er hat auch sicherlich mehr Vitamine, als industriell hergestellter Saft. Dennoch frage ich mich: Ob Fred Feuerstein Äpfel gepflückt hat, um sie dann auszupressen? Eher nicht! Und das war auch gut so. Denn die meisten Obst-Vitalstoffe stecken in der Schale, um so das Obst vor dem Verderben zu schützen. Genau, wie die Vitalstoffe auch uns vor dem Verschimmeln retten sollen. Hast du schon mal einen Saft mit Schale getrunken? Wohl kaum. Die wertvolle Schale wird rausgefiltert, damit wir den Saft stückchenfrei genießen können. Schon deshalb lautet mein Tipp: Obst sollte nicht getrunken, sondern gegessen mit Schale gegessen werden. Gut, bei Orangen und bei Bananen lass ich gerne mit mir reden. Bei Affenschnitzel auch. Also der Banane.

Alles Bio oder was?

Auf biologisch Angebautem finden wir erheblich weniger chemische Pestizide und Fungizide. Das Gesetz lässt hier wenig Spielraum und wir hoffen, dass die regelmäßigen Kontrollen zum Schutz des Verbrauchers greifen. Greenpeace veröffentlicht regelmäßig Berichte über die (teilweise) regelrechte Verseuchung mit diversen Giftcocktails auf konventionell Angebautem, insbesondere aus Nicht-EU-Ländern.

Im einem der letzten Berichte wurde vor türkischen Trauben gewarnt, auf denen 24 verschiedene Chemikalien gefunden wurden! Da muss die Leber aber ordentlich ackern, um das Zeug zu neutralisieren. Ob die bei so viel Gift zu leuchten beginnt? Daher rate ich auch unbedingt zu Vorsicht mit Rosinen, zum Beispiel im Studentenfutter.

Egal ob gekaut oder geschluckt: Verwende möglichst nur Obst von freilaufenden Obstbäumen, sprich, achte auf Qualität. Wenn du das Klima retten willst, kauf in deiner Region! Und wenn machbar, kauf Bio-Obst. Wird auf Spritzmittel verzichtet, muss das Obst seinen Eigenschutz gegen Pilze und Fressfeinde behalten, was bei Gespritztem die Chemieindustrie übernommen hat und dem Obst über die Generationen den Eigenschutz nehmen konnte. Deshalb verfügt Bio-Obst und Gemüse meist über einen höheren Anteil an sekundären Pflanzenstoffen. Damit wir auch keine Pilze bekommen oder von Würmern durchbohrt werden.

Ein saftiges Problem ...

Wenn du Flüssig-Obst magst, beachte bitte: Selbst in 100 Prozent-Säften steckt die gleiche Menge

Zucker, wie in einer Cola. Je nach Saftsorte sogar noch mehr. Selbst wenn es Fruchtzucker, also Fruktose, ist: Der ist nicht gesünder für den menschlichen Körper. Das Gegenteil ist sogar der Fall: Fruktose wird nicht in die Muskulatur eingeschleust, wo in der Regel die anderen Zucker als Muskelbenzin dienen. Deshalb landet die überschüssige Menge Fruktose in der Leber, wo sie zu Triglyzeriden, und damit Fett, umgebaut wird. Und dieses Fett wird dann im Saftlager an den Schenkeln und Bauch endgelagert.

Durch den Zwischenstopp in der Leber kann es bei hohem Fruktosekonsum sogar zur Leberverfettung kommen. Dann sprechen wir von der sogenannten »nichtalkoholischen Fettleber«. Eine Fettleber durch zu viel Saft trinken … na, dann doch lieber saufen! Zum Beispiel das gesunde Glas Rotwein. Das klingt doch schon danach, dass man damit nicht viel falsch machen kann. Gesundheitsbewusst, wie wir nun mal sind, trinken wir gerne auch mal direkt ein ganzes Fläschchen. Dass sich darin über 600 Kalorien verstecken können, ahnt natürlich kaum jemand. Weil es auf den hübschen Flaschen keine Nährwertangabe gibt. Für die Winzer könnte diese Info geschäftsschädigend sein. Ein ganzes Fläschchen kippt eben auch den Gesundheitsnutzen ins Gegenteil. Denn Alkohol ist letztendlich ein Gift, welches über die Entgiftungsfabrik Leber wieder entsorgt werden muss. Die Menge macht es mal wieder aus also. Ob die Wirkung des im Rotwein enthaltenen Gefäßschutzes Resveratrol wirklich zur Geltung kommt, sei dahingestellt. Über die Wirkung streiten sich ja noch immer die Wissenschaftler, vielleicht bei einem Glas Weißwein?

Wein ist gesund

Das, was das Gläschen Wein zum »gesunden« Getränk macht, ist ganz banal: Weintrinker sind Genussmenschen! Und wer genießt, tut was gegen den größten Gesundheitskiller unserer industrialisierten Welt: den Stress! Der bringt uns schneller unter die Erde als Frittenbuden und alle Bäcker der Welt. Wer zum leckeren Essen ein Gläschen Wein trinkt, genießt das Essen, lässt sich mehr Zeit. Und entspannt sich mit einem guten Tropfen bei angenehmen Gesprächen mit Freunden. Niemand trinkt Wein, während er Stress hat. Und wenn, dann wohl eher aus dem Tetrapack, schneidet die Tüte auf, damit der Wein vorher noch atmen kann.

Und was ist mit Smoothies?

Smoothie wird vom Englischen »smooth«, also weich, abgeleitet. Weil hier eben der Mixer das Obst und Gemüse schon vorgekaut hat. So müssen die eigenen Beißerchen weniger ranklotzen. Eine Arbeitserleichterungsmaßnahme, die durchaus etwas Gutes hat. Denn: wer schafft es schon, mehrere Portionen Obst und vor allem Gemüse zu kauen? Und das jeden Tag? Wenn das Gebiss morgens zu müde und sich der Hunger auch noch im Halbschlaf befindet, kann ein Smoothie ein perfektes Frühstück sein. Es gibt unzählige Rezepte im World Wide Web, sehr schnell gemacht, schnell getrunken und alles drin, Drum und Dran, was ein schickes Frühstück braucht. Das ist sozusagen »gesundes Fast Food«. Ein Smoothie ist auch anders zu bewerten als ein industrieller Saft, der den Weg über den Verdauungskanal in die Blutbahn schneller findet, als ein zerhäckselter Obst- und Gemüsebrei, der aber noch alle Ballaststoffe enthält, die den Übergang verzögern. Da wird der Blutzuckerspiegel weniger durch die Gegend geschleudert. Wer gerne täglich 1–2 Smoothies trinken möchte, sollte das dann aber auch als vollständige Mahlzeit werten. Guten Appetit. Oder: zum Wohle! Was prostet man denn zum Smoothie? Im Zweifelsfall beides.

Was auch immer heute in meinem Smoothie war: Danach sah ich ein Einhorn, das an einem Regenbogen leckte.

Softgetränke und Wellnesswasser

Ganze zehn Gramm Zucker parken in nur 100 ml Cola-Brause und Co. Auf den Liter macht das satte 100 Gramm. Das sind zirka sieben Esslöffel Zucker! Und dieser Zucker lockt das Insulin an und bremst die Fettverbrennung massiv aus. Heißen die deshalb Softgetränke, weil die so schön flauschig machen? Sie sind die gefährlichsten Dickmacher! Auch sogenannte Wellnesswasser sind nur wirklich Wellness für die Kasse der Anbieter. Denn auch hier tauchen zirka 3 Gramm Zucker pro 100 ml beziehungsweise 30 Gramm pro Liter ab. Und dann hast du noch nichts gegessen.

Wann Alkohol trinken?

Alkohol hat generell noch eine schädliche Eigenschaft: Er blockiert die Fettverbrennung. Komplett! Und zwar so lange, bis er vollständig in der Leber entgiftet wurde. Das kann lange dauern. Je nach Abfüllzustand. Normalerweise ist die längste Fettverbrennungsphase während der Nachtruhe. Durch den abendlichen Alkohol liegt sie komplett im Tiefschlaf. Wer also abends trinkt bis zum Verlust der Muttersprache, wird wohl kaum über weite Strecken der Nachtruhe sein Körperfett loswerden. Die benötigten Kalorien für die nächtliche

Körperwärmeproduktion holt er sich dann über den Alkohol. Der brennt ja auch gut. Und trotzdem: Bitte nicht morgens bechern! Denn: Alkohol am Arbeitsplatz schafft so manchen wirren Satz.

Ausreichend »männliches« Wasser

Bleibt noch die Empfehlung der Trinkmenge. Der Standard von zwei Litern täglich ist zwar ein Anhaltspunkt, aber ungenau. Alleine schon, weil sie von vielen Einflüssen abhängt: Der Nahrungszusammensetzung – Obst und Gemüse bestehen fast nur aus Wasser –, der körperlichen Aktivität und der Außentemperatur, um nur einige zu nennen. Etwas genauer ist dann doch meine Trinkmengenformel: Einfach so viel trinken, bis die Pipifarbe möglichst klar ist, was natürlich nicht für das erste Mal Pipi nach der langen Nachtruhe gilt – da hat sich ein bisschen Müll angesammelt, der natürlich färbt und raus will.

Wenn es zäh tropft wie Honig, dann heißt es: »Dringend Wasser marsch!«, womit wir wieder beim gesündesten Getränk angekommen sind: Wasser. Bestenfalls »männliches« Wasser, also stilles Wasser, weil es eben nicht so viel spricht. Transenwasser geht auch. Also halbstill, medium. Oder wie es bei mir seit dem Eurovision-Song-Contest 2014 heißt: »Wurst-Wasser«.

Warum lieber still und halbstill? Es passt mehr rein. Und damit duschst du deine 70 Billionen Körperzellen. Die freuen sich und halten dich gesund. Wenn du ordentlich Wasser tankst, bleibst du auch schlank. Und das nicht nur, weil du dem Essen den Platz wegnimmst.

Viel Flüssiges dörrt die Fettzellen aus

Kürzlich habe ich mir eine TV-Reportage über die gnadenlosen Dürre- und anschließenden Hunger-katastrophen in der Kalahari-Wüste angeschaut. Immerhin kämpften sich dort auch unsere Vorfah-ren durch, bis deren Nachkommen auch weniger heiße Gefilde bewohnten und somit das mensch-liche Nahrungsrepertoire enorm ausdehnten. Meist gab es dann in kühleren Regionen nicht nur weniger Sonnenbrand, sondern auch mehr Wasser. Wenn Ötzi nicht gerade einen Durchmarsch bis an die Antarktis machte, gab es deshalb zwischen der maximalen Hitze und der Eiseskälte auch mehr Tier- und Pflanzenvielfalt. Und damit mehr Kalo-rienquellen, was das Überleben sicherte.

In dieser Reportage wurde mir folgende Logik unmissverständlich klar: Einer Dürreperiode folgt zwangsläufig immer eine Hungersnot, weil die flüs-sige Tier- und Pflanzen-Lebensgrundlage schlicht weniger vorhanden war. Da gab es ein Hauen und

Stechen oder eher ein Beißen und Stoßen um jedes kalorienhaltige Häppchen.

Ist es dann nicht evolutionsbiologisch sinnvoll, dass sich bei einem auftretenden Wassermangel der Organismus nicht schon einmal vorsichtshalber auf eine verringerte Kalorienzufuhr einstellt? Der Stoffwechsel fährt vorsichtig herunter und der Appetit steigt an. Denn noch gab es ja genügend pflanzliche und tierische Kalorien, die vorausschauend eingespeichert werden konnten.

In dieser Übergangsphase zwischen Kalorienverfügbarkeit und der dürrebedingten verringerten Kalorienvielfalt wurde der Jagd- und Sammelinstinkt sicherlich übermächtig, um dem Antilopenfriedhof im Bauchbereich oder den Wurzel- und Nüssespeicher an den Beinchen maximal zu füllen.

Vielleicht macht Kuchen gar nicht dick, und es ist doch das Leitungswasser?

Von diesen vorausschauenden Vorfahren stammen wir ab. Die anderen, die sich in die Sonne legten und vom Reinheitsgebot der deutschen Biere träumten, sind wohl eher verhungert.

Eine Dehydrierung sorgt somit für das uralte Signal, dass eine Kalorienminimierung die Folge sein könnte, was den Stoffwechsel träger macht und zeitgleich das Verlangen nach Kalorienimport stärkt. Ist aber regelmäßig Wasser vorhanden, wird es – aus evolutionärer Sicht – auch ein reichhaltigeres Naturbuffet geben, da Flüssiges allen Tieren und Pflanzen zugutekommt und somit eine größere Vegetation mehr hungrige Mäuler stopfen kann. Was wiederum die Vermehrungsquote erhöht, da es ja für alle mehr zu futtern gibt. Ich gebe zu: Hier steckt keine wissenschaftliche Studie oder Untersuchung dahinter. Aber vielleicht ist diese verrückte Idee nur ein Grund mehr, regelmäßig den körpereigenen Wassertank zu füllen, um eine gute Figur zu machen?

Und wenn du dann auch noch abends ab und zu auf alkoholische, zuckrige Flüssigkeit verzichten kannst, hast du die Möglichkeit, im Schlaf schlanker zu werden. Sagen wir: deine Chance steigt vom einstelligen Promille-Bereich in den zweistelligen Prozentbereich.

Funktioniert »Schlank im Schlaf« wirklich?

*E*in Drittel unseres Lebens verbringen wir im Bett. Wer glaubt, dass hier bewegungsarm kaum Fett verbrannt werden kann, irrt gewaltig. Denn genau in dieser Zeit besteht sogar die größte Chance, richtig viel davon zu verbrennen.

Der Figur einheizen

Die konstanten 37 Grad Celsius Körpertemperatur zu halten, verlangt auch nachts eine Menge Kalorien. Das bedeutet: Je wärmer es im Schlafzimmer ist, desto weniger Dauerfettverbrennung findet statt. Weil die Differenz von Zimmer- zur Körpertemperatur abnimmt, somit weniger kalorisch geheizt werden muss. Umgekehrt: Je kühler es ist, desto mehr muss die Kalorienheizung feuern. Also beim nächsten Frost einfach die Balkontüre aushängen, Bettdecke in den Schrank packen und nackt aufs Laken legen. Wahrscheinlich wirst du vor Zittern und Zähneklappern kaum einschlafen, aber du bastelst dir damit zumindest eine schicke Figur. Okay, wem das ein bisschen zu frisch ist: 16–18 Grad Celsius gilt als optimale Schlaftemperatur.

Frisch verliebt macht eine gute Figur

Warm wird es auch durch Bewegung. Muskeln verbrauchen ja Energie. Wenn die Dinger aktiv sind, verbruzzeln die zusätzlich Kalorien. Je heftiger der Muskeleinsatz, desto mehr saugen die am Kaloriensilo. Im Bett fährt dieser Kalorienfresser aufgrund Bewegungsarmut empfindlich runter. Zumindest, wenn man schon länger verheiratet ist. Frisch verliebt kommen wir allerdings auch mal außerhalb der Tiefschlafphase muskeltechnisch in Aktion. Und wenn das dann noch im Winter passiert, könnte man ja gemeinsam mit seiner Flamme in der Schubkarrenstellung einmal quer über den Hof schaukeln. Dann wird das Körperfett nicht nur verbrannt, es wird abgefackelt!

Aber auch Singles oder unregelmäßig Beischlafende müssen nicht traurig sein: Deine Muskelkraftwerke glühen immerhin im Schlummerland noch einiges an Kalorien weg. Denn Kraftwerke sind niemals inaktiv.

Nervtötend schlanker

Wem Frischverliebte oder die ehepflichtige Action zu anstrengend sind, kann auf einen anderen Kalorienverbraucher zurückgreifen: Schnarchen. Kein Scherz: Wer nicht nur sanft pfeift, sondern so sägt, als würde er den gesamten Schwarzwald entholzen, verbraucht pro Nacht bis zu 300 Kcal! Denk beim nächsten Mal daran, wenn deine bessere Hälfte ordentlich knattert: Der arbeitet an seiner Traumfigur. Das macht er sicher nur für dich! Eine gesunde Variante zur Verschönerung der Silhouette ist das aber leider nicht. Denn in Verbindung mit Atemaussetzern kann das sehr gefährliche Formen annehmen. Und Übergewicht begünstigt den Rachenpresslufthammer enorm.

Die letzte Mahlzeit

Wann das letzte Mal vor dem Zubettgehen gegessen wird, ist individuell. Der eine braucht eine dreistündige Futterpause vor dem Horizontalen. Andere, wie ich zum Beispiel, essen auch gerne noch 30 Minuten vor dem Schlafengehen und schlafen dennoch wie Schneewittchen im Sarg. Entscheidender ist vielmehr, was gegessen wird. Wer sich abends nicht gerade mit Kohlenhydrathaltigem vollstopft, also besser Eiweiß und sogar ein bisschen Gemüse zulässt, kann mittels der Bausteinchen nachts gut regenerieren. Und somit bei weniger »Papier« dann auch mehr »Briketts« verheizen, also im Schlaf passiv den Fettstoffwechsel trainieren.

Noch ein Tipp vor dem Zubettgehen

Du solltest nachts nicht aufstehen, um zu gucken, ob das Licht im Kühlschrank auch wirklich aus ist. Ich habe schon oft nachgesehen. Es ist immer an und beleuchtet die leckeren Sachen besonders hübsch, wenn es in der Küche sonst duster ist. Das ist ein gefährlicher Moment für Figurliebhaber. Denn wenn der Froster schon so höflich ist und extra das Licht für uns anknipst, dann nehmen wir uns als gut erzogene Menschen meist auch was raus. Wenn dann ein Fruchtzwerg-Joghurt im Magen landet, ruft er die anderen Kollegen, von denen er gerade getrennt wurde, noch zu sich. Dran denken: Kalorien im Dunkeln zählen auch!

Damit es keine gefährlichen, nächtlichen Küchenrundgänge geben kann, kannst du die Küche schon mal so bestücken, dass die Gefahrenherde kleiner werden beziehungsweise sich zumindest die Ausweichmöglichkeiten erweitern. Auch mir hat das schon oft geholfen, nächtliche Futterattacken milde ausgehen zu lassen.

Ich zeige dir hier meine Top 10-Lebensmittel, die ich neben anderen gesunden Leckereien immer zu Hause habe.

Meine Top 10 Lebensmittel

- *Eier*
- *Milch und Milchprodukte wie 20-Prozent-Fett-Quark und Feta*
- *Kartoffeln*
- *Fetter Fisch (Lachs)*
- *Fleisch aus Weidetierhaltung*
- *Obst (möglichst Bio)*
- *Gemüse (ebenfalls möglichst Bio)*
- *Nüsse (insbesondere Walnüsse)*
- *Tomatenmark (als Basis für Soßen)*
- *Gewürze! Meine Favoriten: Curcuma, schwarzer Pfeffer, Zimt, Basilikum und eine Salatwürze ohne Geschmacksverstärker*

Und jetzt? Einfach essen!

*E*ssen ist eigentlich einfach. Und so sollte es auch bleiben. Denn wenn wir uns zu sehr in kleinsten Details verlieren, bleibt das Wichtigste meist auf der Strecke: Der Genuss! Und die Freiheit, sich beim Essen einfach gut zu fühlen. Wer es schafft, ein bisschen hinter die Kulissen der Evolution und gleichzeitig der gigantischen Lebensmittelindustrie zu schauen, wird weniger verbissen, sprich »kopflastig« rangehen. Dann bekommt der Bauch die Chance, dir zu zeigen, was du wirklich brauchst. Macht es Sinn, nie wieder Burger, Pommes, Pizza, Kuchen zu essen? Höre auf deinen Bauch. Der wird dir bei einem solchen Gedanken einen Vogel zeigen, beziehungsweise ein Brathähnchen. Weil er weiß: Fast Food macht genauso wenig dick, wie Salat schlank macht. Es kommt letztendlich immer auf die Menge an.

Ich bin auch zutiefst überzeugt, dass es zu einem gesunden Lifestyle dazugehört, immer mal wieder ein regelrechtes Kalorieninferno zu feiern. Egal, wie viel und mit was. Weil es Spaß macht! Und der darf nie zu kurz kommen. Wenn die Basisernährung ansonsten stimmt, tut das gut, sogar deinem Stoffwechsel. Weil dein Organismus so immer wieder mal bestätigt bekommt, das dieses uralte Energiesparprogramm bei dir völlig überflüssig ist und somit abgeschaltet bleiben kann. Und wenn dich doch mal ein schlechtes Gewissen plagen sollte: gleiche es einfach aus. Iss am Tag darauf oder schon in der Mahlzeit nach dem heftigen Kalorienimport eine Nach-der-Sünde-Suppe. Das muss nicht zwangsläufig Suppe sein. Aber vielleicht mehr Gemüse und ein Stück Fisch, Fleisch, Tofu!

Apropos Tofu: Liebe Veganer ... macht bitte weiter! Ihr setzt euch unermüdlich für den Tierschutz ein. Und das erreicht auch Fleischfresser wie mich. Die Menge an Fleisch hat sich bei mir deutlich reduziert und zeitgleich die Qualität enorm verbessert. Denn ich konnte nach längerem Suchen eine Quelle im meinem Nachbarort Oberried ausfindig machen. Dort hypnotisiert mein Metzger Peter sein Schlachtvieh wahrscheinlich ins Nirvana, bevor es auf meinem Teller landet. Er kennt seine Tiere mit Namen. Wirklich! Das bringt das Tier trotzdem ins Jenseits. Aber es hatte ein artgerechtes, stressfreies Leben bei bestem Futter und Pflege. Wenn du aus diesem Buch nur ein paar Ideen oder Anregungen mitnimmst, hätte es sich für dich schon gelohnt.

Wer weiß, vielleicht ändere ich mal meine Ernährungsweise? Im Moment ich bin überzeugter Fisch-, Fleisch-, Eier- und Milchprodukte-Esser, was zusammen mit Nüssen, Gemüse, Obst, Süßkartoffeln und gerne auch mal mit knusprigem Knäckebrot meine Grundernährung darstellt. Weil ich es so für richtig halte und spüre, dass es mir sehr gut damit geht. Ich höre auf meinen Bauch, so gut ich kann. Vielleicht stimmt er mich irgendwann mal um? Das überlasse ich ihm. Der weiß Bescheid. Und auf dem Weg lasse ich mich ganz sicher nicht von irgendwelchen Strömungen und pseudowissenschaftlichem Kram den Spaß am Essen verderben. Ich verlasse mich sehr oft auf meine Intuition. Das bekommt mir bis heute sehr gut. Und zudem macht mir meine Ernährung viel Spaß und ist zudem wichtig, damit ich leistungsfähig und gesund bleibe. Das bin ich mir und meinem Körper schuldig. Sicher ist: Niemand wird seinen Körper lebend verlassen, aber bis dahin machen wir doch das Beste aus diesem genialen Zuhause.

Nicht immer gelingt es mir regional, saisonal und biologisch jagen und sammeln zu gehen. Aber meine Motivation, das möglichst oft zu tun, ist groß, weil ich weiß, dass wir Menschen zwei Leben haben: Eines bevor und eines, nachdem wir begriffen haben, dass wir nur ein Leben haben. Machen wir das Beste draus, ohne zu hartnäckig missionieren zu wollen und den Genuss am Essen zu verlieren. Denn: Das Leben ist kein Härtetest, der Bauch aber auch kein Mülleimer. Und wenn du die zu Beginn des Buches bereitgelegten Chips und das Bier noch nicht geöffnet hast ... tue es jetzt. Lass sie dir genussvoll schmecken. Und morgen? Da isst Du wieder richtig gesund. Vor allem: Bleib gesund.

Patric Heizmann

Fitness- und
Ernährungsprofi
Familienvater
Rechtshänder